НОВАЯ ЗЕМЛЯ

A NEW EARTH

Awakening to Your Life's Purpose

ECKHART TOLLE

ЭКХАРТ ТОЛЛЕ

НОВАЯ ЗЕМЛЯ

Пробуждение
к своей
жизненной
цели

РИПОЛ
КЛАССИК

Москва, 2013

УДК 141.339
ББК 86.42
Т52

Перевод с английского Г. П. Тимошинова
Под редакцией И. Мелдрис

Толле, Экхарт

Т52   Новая земля. Пробуждение к своей жизненной цели /
Экхарт Толле ; [пер. с англ. Г. П. Тимошинова]. — М. :
РИПОЛ классик, 2013. — 336 с.

ISBN 978-5-386-01500-8

«Новая земля» — вторая большая книга современного духовного мастера Экхарта Толле, получившего всемирную известность после выхода книги «Живи сейчас» («The Power of Now»). «Новая земля» готовит читателей к скачку на новый уровень осознанности, показывая, что свобода от мыслей, обусловленных эго, является не только залогом личного счастья, но и ключом к прекращению конфликтов и страданий во всем мире. В основу книги положены идеи трансформации индивидуального и коллективного сознания, ведущей к глобальному духовному пробуждению.

Книга адресована всем, кто интересуется вопросами духовного развития и стремится гармонизировать свою жизнь.

УДК 141.339
ББК 86.42

Издание не содержит в себе информацию, причиняющую вред здоровью и (или) развитию детей, и информацию, запрещенную для распространения среди детей. В соответствии с пунктом 4 статьи 11 Федерального закона от 29.12.2010 г. N 436-ФЗ знак информационной продукции не ставится.

Книга издательства Namaste Publishing

ISBN 978-5-386-01500-8

СОДЕРЖАНИЕ

Предисловие к русскому изданию   11

ГЛАВА ПЕРВАЯ

Цветение человеческого сознания

Из глубины веков   15
Цель этой книги   19
Унаследованная нами дисфункция   22
Нарождение нового сознания   27
Духовность и религия   31
Крайняя необходимость трансформации   33
Новое небо и новая земля   36

ГЛАВА ВТОРАЯ

Эго: нынешнее состояние человечества

Иллюзорное «я»   40
Голос в голове   43
Содержание и структура эго   47
Отождествление с вещами   48
Пропавшее кольцо   51
Иллюзия собственности   55
«Я хочу»: потребность иметь больше   59

Отождествление с телом 62

Ощущение внутреннего тела 66

Забвение Бытия 67

От ошибки Декарта к прозрению Сартра 68

Покой, который превыше всякого ума 70

ГЛАВА ТРЕТЬЯ
Ядро эго

Жалобы и возмущение 75

Реактивность и обиды 78

Я прав, ты неправ. 80

Защита иллюзий. 82

Истина: относительная или абсолютная? 83

В эго нет ничего личного. 86

Война — это состояние ума 89

Чего вы хотите: покоя или драмы? 91

За пределами эго: ваша истинная суть 92

Все конструкции неустойчивы. 94

Потребность эго в чувстве превосходства 96

Эго и слава 98

ГЛАВА ЧЕТВЁРТАЯ
Ролевые игры: многоликость эго

Злодей, жертва, любовник 102

Перестаньте давать себе определения. 105

Заданные роли 106

Временные роли 109

Монах с потными ладонями 110

Счастье как роль в сравнении
с истинным счастьем 111

Родители: роль или функция? 113

Осознанное страдание 117

Осознанное воспитание детей 119

Признайте своего ребёнка 121

Отказ от ролевых игр 123

Патологическое эго 126

Фоновое ощущение несчастья 129

Секрет счастья 131

Патологические формы эго 135

Работа — с эго и без него 138

Эго во время болезни 141

Коллективное эго 142

Неоспоримое доказательство бессмертия 145

ГЛАВА ПЯТАЯ

Болевое тело

Рождение эмоции 149

Эмоции и эго 152

Утка с человеческим умом 155

Ноша прошлого 157

Индивидуальное и коллективное 159

Как обновляется болевое тело 162

Как болевое тело питается вашими мыслями 164
Как болевое тело питается драмой 166
Плотные болевые тела 170
Развлечения, средства массовой информации
и болевое тело............................ 171
Коллективное болевое тело женщин 173
Национальные и расовые тела боли............ 176

ГЛАВА ШЕСТАЯ
Прорыв к свободе

Присутствие 183
Возвращение болевого тела 186
Болевое тело у детей 188
Состояние несчастья........................ 191
Разрушение отождествления с болевым телом 193
«Спусковые крючки» 197
Болевое тело как инструмент пробуждения 200
Освобождение от болевого тела 203

ГЛАВА СЕДЬМАЯ
Как найти себя

Тот, кем вы себя считаете...................... 206
Изобилие 209
Знание себя и знание о себе 212
Хаос и высший порядок..................... 214

Хорошее и плохое 215

Несопротивление происходящему 218

В самом деле? 219

Эго и настоящий момент 220

Парадокс времени 224

Устранение времени 226

Сон и тот, кто его видит 229

Выход за пределы ограничений 231

Радость Бытия 234

Не противьтесь уменьшению эго 235

Что снаружи, то и внутри 238

ГЛАВА ВОСЬМАЯ
Открытие в себе внутреннего пространства

Предметное и пространственное сознание 247

Провалиться ниже уровня мыслей или

подняться над мыслью 249

Телевидение 249

Осознание внутреннего пространства 253

Слышен ли вам шум горного ручья? 257

Правильное действие 258

Воспринимать, не называя 259

Кто всё ощущает? 262

Дыхание 264

Болезненные зависимости 267

Осознавание внутреннего тела 269

Внутреннее и внешнее пространство 271

Замечайте промежутки............................ 274

Потерять себя, чтобы найти себя 275

Тишина 277

ГЛАВА ДЕВЯТАЯ
Ваша внутренняя цель

Пробуждение...................................... 280

Диалог о внутренней цели........................ 284

ГЛАВА ДЕСЯТАЯ
Новая земля

Краткая история вашей жизни 304

Пробуждение и обратное движение................ 305

Пробуждение и движение вовне 310

Сознание 312

Пробуждённое действие 315

Три модальности пробуждённого действия 316

Приятие 317

Удовольствие..................................... 318

Энтузиазм.. 323

Хранители частоты............................... 328

Новая земля — это не утопия..................... 330

Предисловие к русскому изданию

ෆ

Об этой книге трудно говорить и еще труднее писать, потому что для этого нужны слова. Но все, кто хоть раз влюблялся, знают, что слова не передают и сотой доли того, что мы способны чувствовать. Ведь слова — это лишь условные знаки, а не то удивительное состояние, которое можно только излучать, без всяких слов.

И все же мы попробуем описать, какие чувства вызывает только что открытая вами книга. Вот лишь некоторые из них — покой, умиротворение, радость, живость и безмятежное счастье. А еще ощущение, что ее появление в нашей жизни не случайно. Что нам улыбнулся невидимой улыбкой кто-то очень близкий — и сделал нам подарок, которым нельзя не поделиться, что мы и делаем с великой благодарностью.

Сегодня имя Экхарта Толле известно миллионам. В мелких заводях духовности нового тысячелетия книги этого автора — жемчужины неподдельной чистоты. Ведь одно дело — описывать некие истины, и совсем другое — уметь передать всю силу и значимость тайны, которая

НОВАЯ ЗЕМЛЯ

лежит за пределами слов. Для этого нужно быть абсолютно прозрачным и обладать такой глубиной личного опыта и ясностью видения, которые способны, выражаясь словами самого Толле, приоткрыть «внутреннее оконце, пусть и совсем крошечное, в мир духа». Экхарт Толле и есть такое оконце. Наверное поэтому, называя его «просветленным», не испытываешь чувства неловкости за это употребляемое к месту и ни к месту слово. Ведь просветление — это всего лишь «естественное состояние ощущаемого единства с Бытием». Того самого единства, которое просвечивает и в нем самом, и в том, что он говорит, и — особенно — в паузах между его словами, которым не то что бы веришь, но просто узнаешь их где-то в глубине себя.

Первая книга Толле «Живи сейчас!» ('The Power of Now') почти сразу стала мировым бестселлером и сделала его одним из самых популярных авторов и духовных учителей нашего времени. Однако именно его вторая большая книга — «Новая земля» ('A New Earth') — действительно потрясла мир. За три с половиной года со дня ее публикации было продано свыше пяти миллионов экземпляров. Для книг подобного рода это безусловный и абсолютный рекорд. И это заслуга не только Опры Уинфри, ведущей популярного американского ток-шоу, сделавшей цикл передач с участием Толле и мегазвезд поп-культуры и шоу-бизнеса, для которых эта книга стала откровением. Уинфри лишь ускорила ее успех, тогда как на вершину популярности книгу вынес тот заряд и та энергия, которые оказались нужны миллионам людей. Это и есть духовность новой эпохи. Обращенная к каждому из нас, она в то

12

же время является частью глобального изменения наших устаревших взглядов на себя и на мир.

Мир остро нуждается в переменах. Если нам не удастся изменить свое сознание, а, значит, и свою реальность, мы погубим не только себя, но и нашу планету. Безумие подчиненного эго ума, усугубляемое наукой и современными технологиями, усиливает глобальный кризис и ведет нас к катастрофе. Мы стоим перед выбором — развиваться или погибнуть.

В свете этого выбора появление книги Экхарта Толле «Новая земля» особенно своевременно. Она готовит нас к эволюционному скачку на совершенно новый уровень осознанности, где мы сможем выйти за пределы ума, чтобы жить не потом, не вчера, а сейчас, и научимся чувствовать то священное пространство, где все мы соединены друг с другом и сообща творим свою реальность. У нас есть возможность создать мир, в котором будет больше любви — грех ею не воспользоваться. Тем более, когда нам помогают — и Экхарт Толле, и другие учителя, наставники и просто те, кто идет чуть впереди.

В завершение хотелось бы сказать несколько слов о подготовке русского издания этой книги. Пытаясь сделать перевод текста максимально ясным и доступным, мы, однако, старались придерживаться авторской трактовки тех или иных понятий. И здесь мы столкнулись с рядом трудностей, которые вызвали споры и неоднозначность мнений касательно ряда новых слов, вводимых автором. Тех, что пока не получили широкого хождения в русском языке. Тем не менее, мы предпочли точность смысловой передачи удобству восприятия и надеемся, что читатель нас за это не осудит.

Оставляя вас наедине с этой редкостной книгой, мы испытываем искреннюю радость. Даже просто побыть в присутствии Мастера — уже благо, а возможность пройти рядом с ним от земли до неба и обратно — настоящий дар. Пройти, памятуя о том, что *«новое небо» – это возникновение преображенного» состояния человеческого сознания, а «новая земля» – его отражение в физической сфере».* Об этом говорится и в Ветхом, и в Новом Завете. Об этом напоминает нам Экхарт Толле в названии своей книги.

В добрый путь!

И. Мелдрис, О. Вавилов
издательство «РИПОЛ классик»

ГЛАВА ПЕРВАЯ

☙

Цветение человеческого сознания

ИЗ ГЛУБИНЫ ВЕКОВ

Земля. Сто четырнадцать миллионов лет назад. Утро, солнце только-только взошло. Первый цветок в жизни планеты раскрывается навстречу его лучам. До этого важнейшего события, знаменующего эволюционный скачок в жизни растений, землю уже миллионы лет покрывала растительность. Жизнь первого цветка вряд ли была длинной, и цветы, по-видимому, ещё долго оставались редким, единичным явлением, так как для повсеместного цветения ещё не было благоприятных условий. Но вот однажды был достигнут критический порог, и если бы на Земле тогда присутствовало воспринимающее сознание, оно бы стало свидетелем внезапного буйства цвета и аромата на всей планете.

Много позже эти нежные ароматные создания, которые мы зовём цветами, сыграют существенную роль в эволюции другого вида. Они будут всё сильнее притягивать и восхищать людей. Человеческое сознание развивалось, и цветы, похоже, стали первой вещью, которую люди начали ценить не за практическую пользу, то есть не за то, что было как-то связано с выживанием. Цветы вдохновляли бессчётное число художников, поэтов и мистиков. Иисус призывает нас созерцать цветы и учиться у них тому, как надо жить. Говорят, что во время своей «безмолвной проповеди» Будда поднял цветок и стал пристально смотреть на него. Через некоторое время один из присутствующих, монах по имени Махакашьяпа, улыбнулся. Считают, что он единственный понял эту проповедь. Согласно преданию эта улыбка (иными словами, осознание) передавалась из поколения в поколение двадцатью восемью мастерами и много позже стала источником дзен.

Созерцание красоты цветка могло, пусть совсем ненадолго, пробудить людей к той красоте, которая является важнейшей частью их собственной сокровенной сути, их истинной природы. Первое переживание красоты было одним из самых значимых событий в эволюции человеческого сознания. Чувства радости и любви неразрывно связаны с этим переживанием. Хоть мы и не вполне это осознаём, цветы выражают в форме то самое высокое, самое святое внутри нас, что, по сути, не имеет формы. Цветы, более мимолётные, утончённые и нежные, чем растения, из которых они появляются, стали своего рода посланниками из иного царства, мостом между миром физических форм и бесформенным. Они не только обладали тонким и приятным для людей запахом, но и струили аромат из царства духа. Используя слово «просветление» в более широком смысле, чем это обычно принято, мы можем рассматривать цветы как просветление растений.

Можно сказать, что на любую форму жизни в любом царстве — минералов, растений, животных или людей — снисходит «просветление». Однако это крайне редкое явление, выходящее за рамки эволюции, поскольку оно подразумевает нарушение непрерывности развития, скачок на совершенно иной уровень Бытия и, что самое главное, уменьшение материальности.

Что может быть тяжелее и непроницаемее камня — самой плотной из всех форм? И всё же некоторые камни меняют свою молекулярную структуру: они превращаются в кристаллы и, таким образом, становятся прозрачными для света. Некоторые углероды под действием немыслимо высокой температуры и давления превращаются в алмазы, а некоторые минералы — в другие драгоценные камни.

Большинство ползающих рептилий — самых привязанных к земле существ — не меняются уже миллионы лет. Однако некоторые из них отрастили перья и крылья и превратились в птиц, бросив вызов силе притяжения, которая сковывала их так долго. Они не стали лучше ползать или ходить — они вообще перестали это делать.

С незапамятных времён цветы, кристаллы, птицы и драгоценные камни имели особое значение для человеческого духа. Как и все жизненные формы, они, конечно, являются временными проявлениями лежащей в основе всего единой Жизни, единого Сознания. Но почему им придаётся особое значение и почему они так пленяют людей? Почему мы чувствуем с ними такое глубокое родство? Причиной тому может быть их утончённость.

Когда достигается определённая степень Присутствия, неподвижного интенсивного внимания во всех системах восприятия, человек может чувствовать божественную суть жизни, единое сознание, или дух, обретающийся в каждом существе, в каждой жизненной форме, осознавать его единство с собственной сущностью и любить его, как самого себя. Но пока этого не произошло, большинство людей видят лишь внешние формы и не воспринимают их внутреннюю суть, как не воспринимают они и свою собственную суть, отождествляя себя лишь со своей физической и психологической формой.

Однако в цветке, кристалле, драгоценном камне или птице даже человек с небольшой степенью Присутствия или же вообще его лишённый может порой почувствовать нечто большее, чем просто физическую форму, не подозревая, что потому-то она его и притягивает, потому-то он и чувствует с ней родство. Присущая им утончённость не позволяет форме окончательно затмить их глубинный дух, как это обычно происходит с другими жизненными формами. К исключению из общего правила относятся все новорождённые: маленькие дети, щенки, котята, ягнята и так далее. Хрупкие и нежные, они ещё не вполне укоренились в материальности. Сквозь них всё ещё светят невинность, красота и обаяние не от мира сего. Они восхищают даже относительно бесчувственных людей.

Поэтому, когда в состоянии чуткой восприимчивости вы созерцаете цветок, кристалл или птицу, никак их мысленно не называя, для вас открывается окно в бесформенное — внутреннее оконце, пусть и совсем крошечное, в мир духа. Вот почему ещё с древних времён эти три «про-светлённые» формы жизни всегда играли важную роль в эволюции человеческого сознания и почему, например, драгоценный камень в цветке лотоса является центральным символом буддизма, а белая птица — голубь — символизирует Святой Дух в христианстве. Они готовили почву для более глубокого сдвига в планетарном сознании, который суждено испытать человечеству, — того духовного пробуждения, которое мы сегодня наблюдаем.

ЦЕЛЬ ЭТОЙ КНИГИ

Готово ли человечество к трансформации сознания — внутреннему цветению столь радикальному и глубокому, что рядом с ним цветение растений, как бы прекрасно оно ни было, покажется лишь бледным отражением? Смогут ли люди разуплотнить свои обусловленные прошлым умственные структуры и стать прозрачными для света сознания подобно кристаллам или драгоценным камням? Смогут ли они преодолеть гравитационное притяжение материализма и материальности и подняться над своим отождествлением с формой, которое питает эго и мешает им вырваться из плена собственной личности?

Возможность такой трансформации была главным посланием всех великих учений мудрости в истории человечества. Посланцы — Будда, Иисус и другие, не все нам известные, — были ранними цветами человечества. Они были предвестниками, редкими и драгоценными существами. Повсеместное цветение тогда ещё было невозможно, и их послание было во многом не понято и нередко сильно искажено. Оно ни в коей мере не преобразило человеческого поведения, не считая малой горстки людей.

Возросла ли сегодня готовность человечества к таким преобразованиям в сравнении с временами этих ранних учителей? Почему это так необходимо? Что вы можете сделать — если здесь вообще возможно что-то сделать, — чтобы вызвать или ускорить этот внутренний сдвиг? Чем характерно старое эгоическое[1] состояние сознания и каковы признаки нового нарождающегося сознания? Эти и другие ключевые вопросы будут рассмотрены в данной книге. Более того, сама эта книга, вызванная к жизни новым формирующимся сознанием, является инструментом трансформации. Представленные здесь идеи и концепции, может, и важны, но всё же они вторичны. Это лишь указатели на пути к пробуждению. Тогда как сдвиг происходит внутри вас в процессе чтения.

Главная цель этой книги — не пополнить ваш ум новой информацией или новыми мнениями и не убедить вас в чём-то, а вызвать сдвиг в сознании, то есть пробудить. В этом смысле данная книга не «интересна». Читая «интересную» книгу, можно оставаться отстранённым, про-

---

[1] Здесь и далее автор использует слово «эгоический» от английского «egoic». Хотя в русском языке существуют похожие по смыслу слова «эгоистичный» и «эгоистический», оба они происходят не от слова «эго», а от слова «эгоист», а потому не являются точным переводом слова «egoic». Сам автор объясняет смысл слова «эгоический» в первом параграфе третьей главы. — *Прим. ред.*

кручивать в уме идеи и концепции, соглашаться или не соглашаться. Эта же книга — о вас. Она либо изменит состояние вашего сознания, либо окажется бессмысленной. Она может пробудить лишь тех, кто готов. Готовы ещё не все, но многие, и с каждым новым пробуждённым человеком движущая сила коллективного сознания растёт и облегчает пробуждение остальным. Если вы не знаете, что такое пробуждение, читайте дальше. Только пробудившись, вы узнаете истинное значение этого слова. Достаточно одного мимолётного проблеска, чтобы инициировать необратимый процесс пробуждения. К некоторым этот проблеск придёт во время чтения книги. Для многих других, которые могут об этом даже не догадываться, такой процесс уже начался, и эта книга поможет им его осознать. Для кого-то толчком к пробуждению могли стать потери или страдания, для других — контакт с духовным учителем или учением, чтение книги «Живи сейчас — The Power of Now» или другой духовно живой, а значит, преображающей книги, или любое сочетание всех этих составляющих. Если ваш процесс пробуждения уже начался, чтение этой книги ускорит его и усилит.

Важной ступенью пробуждения является способность видеть себя непробуждённым — видеть, как думает, говорит и действует эго, а также распознавать коллективно обусловленные умственные процессы, увековечивающие состояние непробуждённости. Вот почему в этой книге исследуются главные аспекты эго и их проявления как на индивидуальном, так и на коллективном уровне. Это важно по двум взаимосвязанным причинам. Во-первых, если вам не ведомы основные механизмы, управляющие деятельностью эго, вы не распознаете его, и оно будет обманом заставлять вас отождествляться с ним снова и снова. Это значит, что оно полностью владеет вами — этакий самозванец, делающий вид, что он — это вы. Во-вторых, пробуждение может прийти через сам акт распознавания. Когда вы распознаёте в себе неосознанность, это становится возможным благодаря пробуждающемуся сознанию, благодаря пробуждению. Бороться с эго и победить его так же невозможно, как бороться с темнотой. Свет сознания — это всё, что вам нужно. Вы и есть этот свет.

УНАСЛЕДОВАННАЯ НАМИ ДИСФУНКЦИЯ[1]

Если заглянуть вглубь древних религиозных и духовных традиций человечества, то под многочисленными внешними различиями обнаружатся два ключевых откровения, с которыми согласны большинство религий и традиций. Слова, используемые для их описаний, разнятся, однако все религии указывают на одну фундаментальную истину, состоящую из двух частей. Первая её часть заключается в следующем осознании: в «нормальном» состоянии ума

---

[1] Слово «дисфункция» чаще всего употребляется как медицинский термин, означающий биологическое нарушение, расстройство функций органа или системы. Однако здесь и далее автор умышленно использует это специфическое слово, чтобы подчеркнуть функциональное нарушение в работе человеческого ума. — *Прим. ред.*

большинства людей есть ярко выраженный элемент дисфункции и даже безумия. Пожалуй, некоторые учения, лежащие в основе индуизма, ближе всего подошли к пониманию этой дисфункции как формы коллективного психического недуга. Они называют её *майей*, завесой заблуждения. Один из величайших индийских мудрецов Рамана Махарши так и говорит: «Ум есть майя».

Буддизм использует другие термины. Будда учит, что в своём нормальном состоянии человеческий ум порождает *дуккху*, что можно перевести как «страдание, неудовлетворённость» или просто «несчастье». Будда считает её характерной особенностью человеческого состояния. Куда бы вы ни шли, что бы вы ни делали, говорит Будда, вы везде будете сталкиваться с *дуккхой*. Рано или поздно дуккха проявится в любой ситуации.

Согласно христианским учениям, нормальным коллективным состоянием человечества является состояние «первородного греха». Понимание и толкование слова *грех* были сильно искажены. В дословном переводе с древнегреческого «согрешить» — значит «промахнуться», подобно стрелку из лука, промахивающемуся мимо цели, поэтому грешить — значит метить мимо цели человеческого существования. Это значит жить слепо и неумело, а потому страдать и причинять страдания. Очищенный от своего культурного багажа и ложных толкований, этот термин опять-таки указывает на присущую человеческому состоянию дисфункцию.

Достижения человечества внушительны и неоспоримы. Мы создали величайшие произведения музыки, литературы, живописи, архитектуры и скульптуры. В более позднее время наука и техника радикально изменили нашу жизнь, позволив нам создавать и делать то, что ещё двести лет назад сочли бы чудом. Человеческий ум несомненно обладает большой силой. Однако сила эта заражена безумием. Наука и техника усугубили разрушительное влияние дисфункции человеческого ума на планету, другие формы жизни и самих людей. Вот почему эту дисфункцию, это коллективное безумие легче всего распознать в истории двадцатого столетия. Более того, оно и сегодня продолжает нарастать и углубляться.

В 1914 году разразилась Первая мировая война. Жестокие и разрушительные войны, обусловленные страхом, жадностью и жаждой власти, были обычным явлением на протяжении всей человеческой истории наравне с рабством, пытками и повсеместным насилием на религиозной и идеологической почве. Люди страдали друг от друга больше, чем от природных катастроф. Однако к 1914 году высокоразвитый человеческий ум изобрёл не только двигатель внутреннего сгорания, но и бомбы, пулемёты, подводные лодки, огнемёты и отравляющие газы. Интеллект на службе безумия! В статичной окопной войне во Франции и Бельгии миллионы людей погибли, воюя за клочок земли. Когда в 1918 году война закончилась, выжившие взирали на произведённое ею опустошение с непониманием и ужасом: десять миллионов убитых и ещё больше искалеченных и изуродованных. Никогда ещё человеческое безумие не было столь разрушительным, столь явным. Они и не подозревали, что это было только начало.

К концу столетия число людей, принявших насильственную смерть от рук своих собратьев, превысило сто миллионов. Они гибли не только в войнах между народами, но и вследствие массового истребления и геноцида — так при Сталине в Советском Союзе было уничтожено двадцать миллионов «классовых врагов, шпионов и предателей», а нацистская Германия испытала невыразимый ужас холокоста. Люди гибли и в бесчисленных внутренних конфликтах меньшего масштаба, таких как гражданская война в Испании или режим красных кхмеров в Камбодже, когда была уничтожена четверть населения страны.

Достаточно посмотреть по телевизору ежедневный выпуск новостей, чтобы понять, что это безумие не ослабло, а продолжается и в двадцать первом веке. Ещё один аспект коллективной дисфункции человеческого ума — это беспрецедентное насилие, вершимое людьми против других форм жизни и самой планеты: уничтожение производящих кислород лесов и других форм растительной и животной жизни; жестокое обращение с животными на фермах-фабриках; отравление рек, океанов и воздуха. Движимые жадностью, не ведающие о своей связи с целым, люди упорствуют в своём поведении, которое, если его не обуздать, может привести лишь к их собственной гибели.

Бóльшая часть человеческой истории состоит из коллективных проявлений безумия, лежащего в основе состояния людей. Во многом это история безумства. Если бы история человечества была историей болезни какого-то отдельного человека, ему бы пришлось поставить следующий диагноз: хронический параноидальный бред и патологическая склонность к убийствам и актам запредельного насилия и крайней жестокости в отношении кажущихся «врагов» — проекций его собственной неосознанности во внешний мир; психически больной с преступными наклонностями и редкими проблесками сознания.

Страх, жадность и жажда власти — вот те психологические силы, которые плодят не только войны и насилие между нациями, племенами, религиями и идеологиями, но и непрерывные конфликты в отношениях между людьми. Они искажают ваше восприятие себя и окружающих. Они вынуждают вас превратно истолковывать любую ситуацию, что ведёт к неверным действиям, с помощью которых вы пытаетесь избавиться от страха и утолить свою потребность *иметь больше* — эту бездонную яму, которую никак нельзя наполнить.

Однако важно понимать, что страх, жадность и жажда власти — это не сама дисфункция, которая является коллективным заблуждением, глубоко укоренившимся в умах людей, а то, что она порождает. Некоторые духовные учения призывают нас освободиться от страха и желания. Но такие духовные практики обычно безуспешны, поскольку не раскрывают сути данной дисфункции. Страх, жадность и жажда власти — это не исходные причинные факторы. Попытки стать хорошим человеком или просто быть лучше выглядят благородно и похвально, однако так нельзя добиться полного успеха. Для этого нужен сдвиг в сознании. Ведь они — часть всё той же дисфункции, более утончённой и разреженной формы самовозвышения, желания

26

иметь больше и укрепления своей концептуальной личности и представлений о себе.

Невозможно стать хорошим, стараясь быть хорошим, — для этого нужно найти в себе то хорошее, что в вас уже есть, и позволить ему проявиться. Но оно проявится, только если состояние вашего сознания кардинально изменится.

История коммунизма, изначально вдохновлявшегося благородными идеалами, — яркая иллюстрация того, чем чреваты попытки людей изменить внешнюю реальность — создать новую землю, не изменив сперва своей внутренней реальности, своего состояния сознания. Они строят планы без учёта того, что каждый человек носит в себе копию изначальной дисфункции — эго.

НАРОЖДЕНИЕ НОВОГО СОЗНАНИЯ

Большинство древних религий и духовных традиций сходятся в понимании того, что наше «нормальное» состояние ума обладает врождённым дефектом. Однако из этого прозрения в природу человеческого состояния, которое, в общем, не вселяет оптимизма, рождается второе, более позитивное прозрение — человеческое сознание можно радикально трансформировать. В учениях индуизма (а иногда и в буддизме) такую трансформацию называют *просветлением*. В учениях Иисуса это *спасение*, в буддизме — *конец страданий*. Термины «освобождение» и «пробуждение» также описывают эту трансформацию.

Величайшее достижение человечества — это не искусство, наука или техника, а осознание им своей дисфункции, своего безумия. К отдельным людям это осознание приходило ещё в далёком прошлом. Человек по имени Гаутама Сиддхартха, живший в Индии 2600 лет назад, возможно, был первым, кто увидел эту дисфункцию с предельной ясностью. Позже ему был дан титул Будды, что значит «пробуждённый». Примерно в то же время в Китае появился ещё один из ранних пробуждённых учителей человечества по имени Лао-Цзы. Он оставил запись своих учений в «Дао Дэ Цзин», одной из самых глубоких духовных книг, когда-либо написанных людьми.

Осознание своего безумия, конечно, есть не что иное, как рождение здорового сознания, начало исцеления и выхода за рамки ограничений. Когда на планете начало появляться новое измерение сознания, первые робкие цветы человечества, эти люди были большой редкостью. Обращаясь к своим современникам, они рассказывали о грехе, страдании и заблуждении. Они говорили: «Посмотрите, как вы живёте. Посмотрите, что вы делаете, какие страдания несёте». А после указывали на возможность пробуждения от коллективного кошмара «нормального» человеческого существования. Они указывали путь.

Мир ещё был не готов их услышать. Однако для пробуждения человечества они были крайне важны. Стоит ли говорить, что современники, равно как и последующие поколения, понимали их большей частью превратно. Их учения, несмотря на присущую им простоту и силу, искажались и неверно истолковывались порой уже на стадии записи, которую вели их ученики. Потом столетиями в них добавлялось много того, что не имело никакого отношения к исходным учениям, а отражало лишь их глубокое непонимание. Одних учителей осмеивали, поносили или убивали, другим же поклонялись как богам. В итоге учения, указывавшие пути преодоления дисфункции человеческого ума и коллективного безумия, исказились и сами стали частью безумия.

Так религии во многом стали силами не столько объединения, сколько разобщения. Вместо того чтобы положить конец насилию и ненависти через осознание основополагающего единства всех аспектов жизни, они породили ещё больше насилия и ненависти и приумножили распри между людьми, между различными религиями и даже внутри одной и той же религии. Они стали идеологиями и системами убеждений, с которыми люди могли отождествляться, чтобы усиливать с их помощью своё ложное самоощущение. С их помощью можно было доказывать свою «правоту» и «неправоту» других и тем самым самоидентифицироваться через противопоставление себя своим врагам, «другим», «неверующим» или «верующим не истинно», которых за их взгляды было даже не грех убить. Человек создал «Бога» по своему образу и подобию. Вечное, бесконечное, неназываемое было сведено к умозрительному идолу, в которого человек должен был верить и которому он был обязан поклоняться как «моему богу» или «нашему богу».

И всё же... и всё же... вопреки всем безумствам, совершённым во имя религий, Истина, на которую они указывают, по-прежнему светит в самой их сердцевине. Она всё ещё светит, хоть и совсем тускло, сквозь бесчисленные слои искажений и ложных толкований. Но вы вряд ли сможете узреть её, не разглядев сперва хотя бы проблеск этой Истины в себе.

На протяжении всей истории существовали отдельные люди, пережившие сдвиг в сознании и увидевшие в себе то, на что указывают все религии, а после использовавшие понятийный аппарат своих религий для описания этой непонятийной Истины.

Благодаря им во всех основных религиях возникли «школы» или движения, которые не только открывали заново, но и порой усиливали свет исходных учений. Так в раннем и средневековом христианстве появились гностицизм и мистицизм, в иудаизме — хасидизм и каббала, в буддизме — дзен и дзогчен, в исламе возник суфизм, а в индуизме зародилась адвайта веданта. Большинство этих школ были иконоборческими. Они отбрасывали бесчисленные слои отупляющей концептуализации и умозрительных убеждений, отчего устоявшиеся религиозные иерархии относились к большинству из них подозрительно и зачастую враждебно. В отличие от господствующих религий их учения были нацелены на осознание и внутреннюю трансформацию. Благодаря этим эзотерическим школам и движениям господствующие религии вернули себе преобразующую силу исходных учений, хотя чаще всего эти знания были доступны лишь узкому кругу людей. Их численность была слишком мала, чтобы заметно влиять на глубокую коллективную неосознанность большинства. Со временем некоторые из этих школ сами стали исповедовать слишком формалистский или концептуальный подход и утратили свою действенность.

ДУХОВНОСТЬ И РЕЛИГИЯ

Какова же роль устоявшихся религий в возникновении нового сознания? Различие между духовностью и религией сегодня видно многим. Люди понимают, что система верований и убеждений — набор мыслей, которые вы считаете абсолютной истиной, — не делает человека духовным, какова бы ни была их природа. В действительности чем больше вы идентифицируете себя со своими мыслями (убеждениями), тем больше вы отрезаны от своего внутреннего духовного измерения. Многие «религиозные» люди застряли на этом уровне. Они приравнивают истину к мысли, а так как при этом они полностью отождествляют себя с мыслью (со своим умом), то претендуют на эксклюзивное обладание истиной в неосознанной попытке защитить свою личность. Они не осознают ограничений мысли. Если вы верите (думаете) не точь-в-точь как они, то в их глазах вы неправы, и ещё совсем недавно они могли вас за это убить. Некоторые же делают это и сегодня.

Новая духовность — трансформация сознания — зарождается в основном за рамками господствующих мировых религий. Но даже в тех из них, где главенствует ум, всегда существовали островки духовности вопреки тому, что официальные иерархии видели в них угрозу и нередко пытались их подавить. Широкомасштабное раскрытие духовности вне религиозных структур — это совершенно новый поворот в развитии событий. В прошлом это было бы немыслимо, особенно на Западе, в самой подчинённой диктату ума культуре, где христианская церковь фактически обладала монополией на духовность. Даже просто встать и заговорить на тему духовности или опубликовать духовную книгу можно было только с санкции церкви — и если таковой у вас не было, вас быстро вынуждали замолчать. Но сегодня даже внутри некоторых церквей и религий заметны перемены. От этого на душе становится светлее, и даже самые незначительные признаки открытости, такие как посещение Папой Иоанном Павлом II мечети и синагоги, вызывают чувство признательности.

Благодаря духовным учениям, возникшим за рамками официальных религий, но также вследствие притока древних учений мудрости с Востока всё больше последователей традиционных религий перестают отождествляться с формой, догмой и жёсткими системами убеждений и открывают изначальную глубину, сокрытую в их собственной духовной традиции, одновременно открывая ту же глубину внутри себя. Они видят, что степень «духовности» человека не имеет никакого отношения к тому, во что он верит, но зависит лишь от состояния его сознания. Именно этим определяются поступки человека в этом мире и то, как он взаимодействует с другими людьми.

Те, кто не видит дальше формы, ещё глубже увязают в своих убеждениях, то есть в своём уме. Сегодня мы наблюдаем не только беспрецедентный рост осознанности, но также укрепление и усиление эго. Некоторые религиозные институты будут открыты новому сознанию, тогда как другие ужесточат свои доктринёрские позиции и станут частью созданных самим человеком структур, с помощью которых коллективное эго будет защищаться и «контратаковать». Некоторые церкви, секты, культы и религиозные движения по сути являются коллективными эгоическими сущностями, так же жёстко отождествлёнными со своими умственными позициями, как любая политическая идеология, закрытая для альтернативной интерпретации реальности.

Но эго суждено раствориться, и все его закостенелые структуры, будь то религиозные или какие-то иные институты, корпорации или правительства, разрушатся изнутри, сколь бы прочными они ни казались. Самые жёсткие и непроницаемые для изменений структуры рухнут первыми. Советский коммунизм уже постигла эта участь. Каким незыблемым, прочным и монолитным он казался, и, однако же, всего за пару лет он развалился изнутри. Этого никто не мог предвидеть — все были застигнуты врасплох. И впереди нас ждёт ещё много подобных сюрпризов.

КРАЙНЯЯ НЕОБХОДИМОСТЬ ТРАНСФОРМАЦИИ

Столкнувшись с радикальным кризисом, когда старый способ существования и взаимодействия друг с другом и с миром природы даёт сбой, когда нашему выживанию угрожают непреодолимые на первый взгляд проблемы, индивидуальная форма жизни — вид — погибнет или вымрет, либо совершит эволюционный скачок и поднимется над присущими её состоянию ограничениями.

Считается, что первые жизненные формы на нашей планете зародились в море. Когда на суше ещё не было никаких животных, море уже изобиловало жизнью. Но в какой-то момент одно из морских существ рискнуло ступить на твёрдую землю. В первый раз оно, наверное, проползло лишь пару дюймов, после чего, изнурённое огромным гравитационным притяжением планеты, вернулось в воду, где гравитация почти не действует и где жить ему было куда легче. Так повторялось раз за разом, и много позже существо адаптировалось к жизни на суше, отрастив себе лапы взамен плавников, а вместо жабр — лёгкие. Маловероятно, что вид рискнул бы выйти в столь чуждую ему среду и подвергнуться эволюционной трансформации, если бы его не вынудила к этому кризисная ситуация.

Возможно, большая морская акватория оказалась отрезанной от океана — тысячелетиями уровень воды в ней постепенно понижался, что заставило рыб покинуть свою среду обитания и эволюционировать.

Выйти из радикального кризиса, который угрожает самому нашему существованию, — вот сложнейшая задача, стоящая сегодня перед человечеством. Дисфункция эгоического ума, выявленная более двух с половиной тысяч лет назад древними учителями мудрости и усиленная в наши дни наукой и техникой, впервые реально угрожает выживанию планеты. До недавнего времени трансформация человеческого сознания, на которую также указывали древние учителя, была всего лишь возможностью, реализованной кое-где отдельными людьми независимо от их культурной или религиозной принадлежности. Повсеместного цветения человеческого сознания не случилось, потому что в нём ещё не было острой нужды.

Значительная часть населения Земли вскоре поймёт (если уже не поняла), что человечество стоит перед суровым выбором: развиваться или погибнуть. У пока ещё сравнительно небольшого, но быстро растущего числа людей уже разрушаются старые эгоические умственные структуры и формируется новое измерение сознания.

Сегодня нарождается не новая система убеждений, не религия, не духовная идеология и не мифология. Мы приближаемся к такому моменту, когда исчезнут не только мифологии, но и все идеологии и системы убеждений. Эти изменения происходят глубже уровня мышления, глубже ваших мыслей. Фактически ядром нового сознания является выход за рамки мышления, вновь обретённая способность подниматься над мыслью и осознавать внутри себя измерение, бесконечно более просторное, чем мышление. Вы перестаёте основывать свою личность и своё самоощущение на непрестанном потоке мыслей, который в прежнем состоянии сознания вы считали собой. Какая же это свобода — сознавать, что «голос у меня в голове» — это не я! Но кто же тогда я? Тот, кто это видит. Осознание, предшествующее мысли, пространство, в котором проистекают мысль, эмоция и чувственное восприятие.

Эго — это просто отождествление с формой и прежде всего с мыслеформами, из которых она возникает. Если зло имеет хоть какую-то реальность (при том что его реальность относительна, а не абсолютна), то определение эго также является определением зла. Зло — это полное отождествление с формой — с физическими формами, мыслеформами, эмоциональными формами. Такое отождествление ведёт к полному отсутствию осознания моей связи с целым, моего внутреннего единства со всеми «другими» и с Источником. Такое забвение есть первородный грех, страдание и заблуждение. Когда в основе всего, что я думаю, говорю или делаю, лежит иллюзия полной отделённости от целого, которая управляет всем происходящим, какой мир я создаю? Чтобы ответить на этот вопрос, посмотрите, как люди обращаются друг с другом, почитайте любую книгу по истории или посмотрите сегодня вечером выпуск новостей.

Если структуры человеческого ума останутся прежними, мы будем постоянно воссоздавать всё тот же мир, всё то же зло, всё ту же дисфункцию.

НОВОЕ НЕБО И НОВАЯ ЗЕМЛЯ

Название этой книги взято из библейского пророчества, применимого сегодня больше, чем в любой другой период человеческой истории. Оно встречается и в Ветхом, и в Новом Завете и описывает крушение существующего миропорядка и возникновение «нового неба и новой земли»[1]. Мы должны понимать, что небо здесь — это не место, а внутреннее царство сознания. Таково эзотерическое значение этого слова. Таково его значение и в проповедях Иисуса. В то же время Земля — это внешнее проявление в форме, которое всегда отражает внутреннее состояние. Коллективное сознание человечества и жизнь на Земле неразрывно связаны. *«Новое небо» – это возникновение преображённого состояния человеческого сознания, а «новая земля» – его отражение в физической сфере.* Поскольку человеческая жизнь и человеческое сознание по сути едины с жизнью планеты, то разрушение старого сознания неизбежно будет сопровождаться синхронными географическими и климатическими природными катаклизмами во многих частях света, некоторые из которых мы уже сегодня наблюдаем.

---

[1] Откровение Иоанна Богослова (Апокалипсис) 21:1; Исайя 65:17.

ГЛАВА ВТОРАЯ

ઝ

Эго: нынешнее состояние человечества

Слова, произнесённые вслух и превратившиеся в звуки или же оставшиеся невысказанными мыслями, могут оказывать на вас почти что гипнотическое действие. В них легко потеряться и, поддавшись их гипнозу, безоговорочно поверить, что если вы обозначили что-то словом, то знаете, что это такое. На самом деле вам это неизвестно. Вы лишь прикрыли тайну ярлыком. Всё — птица, дерево, даже обычный камень и уж тем более человек — по сути своей непознаваемо, поскольку обладает непостижимой глубиной. Мы можем воспринимать, переживать и обдумывать лишь поверхностный слой реальности, который меньше, чем верхушка айсберга.

Под внешним обликом всё связано не только между собой, но и с Источником всей жизни, из которого оно возникло. Даже камень, а ещё лучше птица или цветок могут показать вам путь возвращения к Богу, к Источнику, к самому себе. Когда вы смотрите на них или держите их в руках и *позволяете им быть*, не обозначая их словом и не навешивая на них в уме ярлык, в вас рождаются трепет и ощущение чуда. Их суть беззвучно передаётся вам и отражает вашу собственную суть, открывая её для восприятия. Это то, что чувствуют великие художники и умеют передать в своём искусстве. Ван Гог ведь не сказал: «Да это просто старый стул». Он всё смотрел и смотрел. Он чувствовал Бытийность стула. Затем он сел за холст и взял в руки кисть. Сам стул можно было бы продать за пару долларов, тогда как картина с изображением того же стула сегодня стоит свыше 25 миллионов долларов.

Когда вы перестаёте заслонять мир словами и ярлыками, в вашу жизнь возвращается ощущение чудесного, утраченное давным-давно, когда, вместо того чтобы пользоваться мыслью, люди стали ею одержимы. В вашу жизнь возвращается глубина. Всё вновь обретает новизну и свежесть. Самое же большое чудо — это ощущение того, что ваша истинная суть первичнее любых слов, мыслей, умственных ярлыков и образов. Чтобы оно возникло, необходимо освободить восприятие своего «я», свою Бытийность, от всего, с чем оно смешалось, а иначе говоря, отождествилось. Этому освобождению и посвящена данная книга.

Чем быстрее вы навешиваете словесные или умственные ярлыки на вещи, людей и ситуации, тем более плоской и безжизненной становится ваша реальность и тем менее вы восприимчивы к этой реальности — к чуду жизни, которое непрерывно проявляется внутри и вокруг вас. Так можно стать умным, но утратить мудрость, а вместе с ней любовь, радость, живость и творческий импульс, таящиеся в безмолвном и неподвижном зазоре между восприятием и интерпретацией. Конечно, мы не можем обойтись без слов и мыслей — в них есть своя красота. Но стоит ли попадать к ним в плен?

Слова сводят реальность к тому, что может понять человеческий ум, а это не очень много. Язык (речь идёт об английском языке. — *Прим. пер.*) состоит из пяти основных звуков, производимых голосовыми связками. Это гласные *а, э, и, о, у.* Другие звуки — это согласные, производимые давлением воздуха: *с, ф, г* и так далее. Неужели вы верите, что какое-то сочетание этих базовых звуков способно объяснить, кто вы такой, или какова конечная цель вселенной, или хотя бы чем в своей сути являются дерево или камень?

ИЛЛЮЗОРНОЕ «Я»

В зависимости от контекста слово «я» олицетворяет собой либо глубочайшее заблуждение, либо глубочайшую истину. В своём обычном значении это не только одно из самых часто употребляемых слов (вместе с родственными ему словами «моё», «мне» и т. д.), но и одно из самых обманчивых. В повседневной речи «я» олицетворяет первородную ошибку, неверное восприятие собственной сути, иллюзорное ощущение личности. Это и есть эго. Альберт Эйнштейн, известный своими глубокими прозрениями в реальность не только пространства и времени, но и человеческой природы, называл это иллюзорное самоощущение «оптическим обманом сознания». Это иллюзорное «я» потом становится основой всех дальнейших толкований, а точнее, искажений действительности, всех мыслительных процессов, взаимодействий и взаимоотношений. Ваша действительность становится отражением изначальной иллюзии.

Но есть и хорошая новость: если вы видите иллюзорность иллюзии, она растворяется. Осознание иллюзии — это одновременно и её конец. Она существует, только пока вы ошибочно принимаете её за реальность. Стоит вам увидеть, кем вы не являетесь, как ваша истинная суть проявится сама собой. Вот что будет происходить с вами в ходе медленного и внимательного прочтения этой и следующей глав, посвящённых механике ложного «я», которое мы называем эго. Но какова же природа этого иллюзорного «я»?

Когда вы говорите «я», то обычно имеете в виду совсем не то, что вы есть. В результате чудовищного акта редукционизма бесконечная глубина того, кто вы на самом деле есть, подменяется звуком, производимым голосовыми связками, или мыслью о «я» в вашем уме и всём том, с чем это «я» отождествляется. Но что же стоит за обычным «я» и родственными ему словами «мне», «меня», «моё»?

Когда ребёнок узнаёт, что последовательность звуков, производимых голосовыми связками его родителей, — это его имя, он начинает приравнивать слово, которое в уме превращается в мысль, к тому, кто он есть. На этой стадии некоторые дети говорят о себе в третьем лице. «Джонни хочет есть». Вскоре после этого они выучивают волшебное слово «я» и приравнивают его к своему имени, которое они уже успели приравнять к тому, кто они есть. Затем приходят другие мысли и сливаются с исходной мыслью о «я». Следующий шаг — это мысли обо мне и о моём, которые служат для обозначения вещей, каким-то образом являющихся частью «я». Это отождествление с предметами, при котором вы наделяете *вещи*, а в конечном счёте и обозначающие их мысли своим самоощущением и таким образом идентифицируете себя через вещи. Когда «моя» игрушка ломается или же её кто-то отбирает, возникает острое страдание. Не из-за ценности самой игрушки — ребёнок скоро потеряет к ней интерес, и её заменят другие игрушки, другие предметы, — а из-за мысли, что это «моё». Игрушка стала частью развивающегося у ребёнка ощущения себя и своего «я».

По мере того как ребёнок растёт, исходная мысль о «я» притягивает к себе другие мысли: она отождествляется с его полом, имуществом, телом, которое воспринимается органами чувств, национальностью, расой, религией, профессией. Помимо этого «я» отождествляется с ролями — матери, отца, мужа, жены и так далее, — с накопленными знаниями и мнениями, симпатиями и антипатиями, а также с тем, что случилось со «мной» в прошлом, память о котором хранится в мыслях, расширяющих моё самоощущение до «я и моя жизнь». Это лишь часть того, что служит основой самоидентификации людей. По сути, всё это только мысли, непрочно связанные между собой тем фактом, что каждая из них наделена моим самоощущением. Именно эту мысленную конструкцию вы имеете в виду, когда говорите «я». А если быть точнее, то в большинстве случаев, когда вы говорите или думаете «я», действуете не вы, а некий аспект этой умственной конструкции, ваше эгоическое «я». Пробудившись, вы будете по-прежнему использовать слово «я», но оно будет исходить из куда более глубокого места внутри вас.

Большинство людей всё ещё полностью отождествляют себя с непрерывным потоком ума — потоком навязчивых мыслей, по большей части повторяющихся и бесцельных. Без этих мыслей и сопровождающих их эмоций нет никакого «я». Это и есть духовная неосознанность. Когда таким людям говорят, что у них в голове звучит никогда не смолкающий голос, они говорят: «Какой ещё голос?» — или начинают гневно отрицать его существование, что, конечно, и есть тот самый голос — тот, кто думает, ненаблюдаемый ум. Это почти как если бы они были одержимы некой сущностью.

Некоторым навсегда врезается в память тот момент, когда они впервые прекратили отождествляться со своими мыслями и испытали краткий сдвиг в самовосприятии, перестав быть содержанием своего ума и став всегда присутствующей чуть в глубине осознанностью. У других это происходит так тонко, что остаётся почти незамеченным, либо ощущается просто как прилив радости или внутренний покой, возникающие сами собой.

ГОЛОС В ГОЛОВЕ

Первый проблеск осознанности я испытал, учась на первом курсе Лондонского университета. Два раза в неделю я ездил на метро в университетскую библиотеку, обычно около девяти утра, к концу часа пик. Однажды напротив меня села женщина лет тридцати с небольшим. Я и раньше встречал её в поезде. Её было трудно не заметить. Хотя вагон был полон, места по обе стороны от неё были свободны, поскольку она казалась совершенно сумасшедшей. Вид у неё был очень напряжённый, и она всё время разговаривала сама с собой громко и сердито. Она была настолько поглощена своими мыслями, что, кажется, никого и ничего вокруг не замечала. Голова её была опущена и чуть повёрнута влево, как будто она обращалась к кому-то, сидящему на свободном месте рядом с ней. Я не помню точно её слов, но говорила она примерно следующее: «И тогда она сказала мне... а я ей говорю — ты лжёшь, как ты смеешь меня в этом обвинять... ведь ты всегда меня использовала... я доверяла тебе, а ты меня предала...» В её голосе звучали гневные интонации человека, с которым обошлись несправедливо и которому надо защищать свою позицию, чтобы его не уничтожили совсем.

Когда поезд подошёл к станции «Тотенхэм-корт-роуд», она встала и пошла к двери, однако поток извергаемых ею слов не прекращался. Мне тоже нужно было выходить, поэтому я последовал за ней. Оказавшись на улице, она направилась в сторону Бедфорд Сквер, по-прежнему погружённая в свой воображаемый диалог, всё ещё гневно обвиняя кого-то и что-то доказывая. Заинтригованный, я решил последовать за ней, пока мне было с ней примерно по пути. Несмотря на то что она была поглощена своим воображаемым диалогом, она, похоже, знала, куда шла. Вскоре впереди показалось внушительное высотное здание Дома Сената, построенное в тридцатые годы прошлого века, где размещались главный административный корпус университета и библиотека. Я был потрясён. Неужели мы с ней шли в одно и то же место? Да, именно туда она и направлялась. Кем она была — преподавателем, студенткой, сотрудницей офиса, библиотекарем? Может, она участвовала в каком-то психологическом исследовании? Ответа я так и не узнал. Я шёл за ней на расстоянии примерно двадцати шагов, и, когда я вошёл в здание (где по иронии судьбы располагалась штаб-квартира «Полиции мыслей» в фильме по роману Джорджа Орвелла «1984»), её уже поглотил один из лифтов.

Увиденное вызвало у меня некоторую растерянность. Зрелый студент — первокурсник в двадцать пять лет, — я считал себя почти что интеллектуалом и был уверен, что все проблемы человеческой жизни решаются с помощью интеллекта, то есть путём мышления. Я ещё не понимал, что неосознанное мышление и есть главная проблема человеческого бытия. Я считал профессоров мудрецами, у которых на всё был ответ, а университет — храмом знаний. Как же сумасшедшая вроде этой женщины могла быть частью всего этого?

Я всё ещё думал о ней, когда по пути в библиотеку зашёл в туалет. Моя руки, я подумал: «Надеюсь, я никогда не стану таким, как она». Стоявший рядом человек посмотрел в мою сторону, и я испытал шок, осознав, что я не только подумал, но и пробормотал это вслух. «О боже, да я уже такой же, как она!» — подумал я. Разве мой ум не так же беспрерывно активен? Различия между нами были не столь уж велики. Главной эмоцией, питавшей её мысли, похоже, был гнев, тогда как во мне преобладала тревога. Она произносила свои мысли вслух, я же думал их в основном про себя. Если она была сумасшедшей, то и все остальные — тоже, включая меня. Разница была лишь в том, насколько это было явно.

На мгновение я смог отстраниться от собственного ума и увидеть всё как бы с более глубокой точки зрения. Произошёл краткий сдвиг от мышления к осознанности. Я всё ещё был в туалете, теперь уже один, и смотрел на своё отражение в зеркале. Ощутив свою отстранённость от ума, я рассмеялся вслух. Со стороны это могло показаться безумным, но то был смех здравого разума, смех толстопузого Будды. «Жизнь не так серьёзна, как хочет выказать мой ум», — казалось, говорил этот смех. Однако это был всего лишь проблеск, который очень скоро забылся. Следующие три года я прожил в состоянии тревоги и депрессии, полностью отождествлённый со своим умом. Мне пришлось дойти до грани самоубийства, прежде чем ко мне вернулась осознанность, — и теперь это был уже не просто проблеск. Я освободился от беспрестанного думания и ложного, порождённого умом «я».

Тот случай дал мне не только первый проблеск осознанности, но и посеял первые зёрна сомнений в абсолютной непогрешимости человеческого интеллекта. А спустя пару месяцев произошло трагическое событие, ещё больше укрепившее мои сомнения. В понедельник утром мы пришли на лекцию к профессору, чьим умом я восхищался, но вместо этого узнали, что в выходные он покончил с собой — застрелился. Я был потрясён. Профессор пользовался всеобщим уважением и, казалось, мог ответить на любой вопрос. И всё же я тогда ещё не видел альтернативы культивированию мысли. Я не понимал, что мышление — это лишь крошечная часть сознания, которым мы являемся. И, конечно же, я ничего не знал об эго, не говоря уже о том, чтобы уметь распознавать его в себе.

СОДЕРЖАНИЕ И СТРУКТУРА ЭГО

Эгоический ум полностью обусловлен прошлым. Эта обусловленность имеет два аспекта: содержание и структуру.

Когда ребёнок глубоко страдает и плачет, потому что у него забрали игрушку, игрушка представляет собой содержание. Её можно заменить любым другим содержанием, любой другой игрушкой или предметом. Содержание, с которым вы себя отождествляете, обусловлено вашим окружением, воспитанием и культурной средой. Из какой бы он ни был семьи, богатой или бедной, и чем бы эта игрушка ни была — деревяшкой, которой придали форму животного, или хитроумным электронным устройством, — всё это никак не влияет на глубину страдания ребёнка при её утрате. Причина такого острого страдания кроется в слове «моё» и имеет структурный характер. Бессознательная потребность укреплять свою идентичность, ассоциируя себя с тем или иным предметом, встроена в саму структуру эгоического ума.

Отождествление, или идентификация, — это одна из базовых структур, порождающих и поддерживающих эго. Слово «идентификация» происходит от латинских слов *idem*, что значит «такой же», и *facere*, что значит «делать». Так что, когда я отождествляю — идентифицирую — себя с чем-то, я «делаю его таким же». Таким же, как что? Как я. Я наделяю его своим самоощущением, и оно становится частью моей «идентичности». Один из самых простейших уровней отождествления — это отождествление с вещами. Позднее мою игрушку заменяют моя машина, мой дом, моя одежда и так далее. Я пытаюсь найти себя в вещах, но это мне никак не удаётся, и, в конце концов, я в них теряюсь. Таков удел эго.

ОТОЖДЕСТВЛЕНИЕ С ВЕЩАМИ

Работники рекламной индустрии прекрасно знают — чтобы продать человеку вещь, которая ему не очень-то нужна, следует убедить его в том, что эта вещь каким-то образом возвысит его в собственных глазах или в глазах других людей, то есть упрочит его самовосприятие. Например, они могут сказать вам, что благодаря этой вещи вы будете выделяться из толпы, а значит, ещё больше будете самим собой. Или же они могут сформировать у вас в уме ассоциацию между товаром и известной личностью или каким-то мо-

лодым, симпатичным и счастливым с виду человеком. Для
этой цели годятся даже образы состарившихся или покой-
ных знаменитостей в пору их расцвета. Подразумевается,
что, покупая этот товар, вы уподобляетесь им, а точнее,
их внешнему образу, через некий магический акт присвое-
ния. Поэтому во многих случаях вы покупаете не товар, а
«усилитель самовосприятия». Дизайнерские марки — это
прежде всего способ коллективного отождествления, на
который вы «клюёте». Они дороги, а значит, «эксклюзив-
ны». Если бы эти вещи мог купить любой, они потеряли
бы свою психологическую ценность, так что осталась бы
только их материальная стоимость — а это, скорее всего,
лишь малая часть той суммы, которую вы за них заплатили.

Разные люди отождествляют себя с разными типами
вещей. Это зависит от их возраста, пола, дохода, принадлежности к определённому социальному классу, а также моды, культурной среды и так далее. То, с *чем* вы себя
отождествляете, всегда связано с содержанием, тогда как
непреодолимая бессознательная тяга к отождествлению
относится к структуре. Это один из самых основополагаю-
щих механизмов деятельности эгоического ума.

Как это ни парадоксально, но так называемое общество
потребления потому и существует, что найти себя через
вещи невозможно. Удовлетворения, которое испытывает
эго, хватает ненадолго, и поэтому вы всё время ищете что-
то ещё. Вы продолжаете покупать и потреблять.

Конечно, в том физическом измерении, где обитают
наши поверхностные «я», вещи — необходимая и неиз-
бежная часть жизни. Нам нужны жильё, одежда, мебель,

инструменты, транспорт. В нашей жизни также могут быть вещи, которые мы ценим за красоту или какие-то качества. Мы должны чтить мир вещей, а не презирать его. Каждая вещь обладает Бытийностью и является временной формой, берущей начало в единой, бесформенной Жизни — источнике всех вещей, тел и форм. В большинстве древних культур люди верили, что во всём, даже в так называемых неодушевлённых предметах, есть свой дух, — и в этом отношении они были ближе к истине, чем мы сегодня. Живя в мире, притупленном умственным абстрагированием, вы перестаёте чувствовать, что вселенная живая. Большинство людей существуют не в живой реальности, а в концептуализированной.

Но мы не можем по-настоящему ценить вещи, если используем их для усиления своего «я», то есть если пытаемся через них найти себя. А именно это и делает эго. Свойство эго отождествлять себя с вещами создаёт привязанность к вещам и одержимость вещами — отсюда наше общество потребления и экономические структуры, где «больше» служит единственной мерой прогресса. Неуёмная тяга к большему, к бесконечному росту — это дисфункция и болезнь. Это та же дисфункция, которая проявляется в раковой клетке, единственная цель которой — умножать саму себя, не ведая, что, разрушая организм, частью которого она является, она тем самым приближает и свою собственную гибель. Некоторые экономисты так привязаны к понятию роста, что, не в силах расстаться с этим словом, называют экономический спад временем «отрицательного роста».

Значительную часть жизни многих людей снедает одержимость вещами. Потому-то одним из зол нашего времени является их неудержимый рост. Когда вы перестаёте чувствовать жизнь, частью которой являетесь, то, скорее всего, будете стараться заполнить её вещами. Понаблюдайте за собой в качестве духовной практики, чтобы изучить свои отношения с миром вещей — особенно с теми вещами, которые обозначаются словом «моё». Надо быть очень честным и внимательным, чтобы, к примеру, понять, не связана ли ваша самооценка с вещами, которыми вы владеете. Не вызывают ли у вас некоторые вещи едва уловимое чувство значимости и превосходства? Не чувствуете ли вы себя без них хуже тех, у кого они есть? Не упоминаете ли вы иногда невзначай свои вещи, чтобы похвалиться ими и тем повысить свою значимость в глазах окружающих, а стало быть, и в своих собственных? Не испытываете ли вы обиду, гнев и некое чувство ущербности, если кто-то имеет больше, чем вы, или если вы теряете какую-то ценную вещь?

ПРОПАВШЕЕ КОЛЬЦО

В свою бытность консультирующим психологом и духовным учителем я навещал два раза в неделю одну женщину, чьё тело было буквально изъедено раком. Ей было чуть за сорок, и она была школьной учительницей. Врачи считали, что ей осталось жить не больше нескольких месяцев.

Иногда во время этих визитов мы обменивались парой слов, но чаще просто сидели вместе и молчали, и в этом молчании она впервые ощутила в себе проблески тишины и неподвижности, о существовании которых во время суматошной работы в школе даже не подозревала.

Но однажды я застал её сильно расстроенной и рассерженной. «Что случилось?» — спросил я. Её кольцо с бриллиантом, стоившее больших денег и дорогое ей как память, исчезло, и она была уверена, что его украла женщина, приходившая каждый день на несколько часов, чтобы ухаживать за ней. Она сказала, что не понимает, как можно быть такой жестокой и бессердечной, и спросила меня, стоит ли ей поговорить с той женщиной начистоту или лучше сразу вызвать полицию. Я ответил, что не могу решать за неё, но попросил её подумать, так ли важно для неё это кольцо или что-то ещё на данном этапе её жизни. «Вы не понимаете, — сказала она. — Это кольцо моей бабушки. Я носила его каждый день, пока не заболела и у меня не распухли руки. Для меня это не просто кольцо. Как же мне не расстраиваться?»

Её мгновенный ответ, а также гнев и раздражение в голосе, вызванные стремлением защищаться, говорили о том, что она ещё не достигла такой степени присутствия, которая позволила бы ей заглянуть в себя, чтобы отделить свою реакцию от самого события и внимательно их рассмотреть. Её гнев и оборонительный настрой свидетельствовали о том, что её устами всё ещё говорила не она, а её эго. Я сказал: «Я собираюсь задать вам несколько вопросов, только не отвечайте на них сразу — попробуйте найти ответ внутри себя. После каждого вопроса я буду делать небольшую паузу. Когда ответ придёт, он не обязательно будет в виде слов». Она сказала, что готова слушать. Я спросил: «Осознаёте ли вы, что в какой-то момент, может, совсем скоро, вам придётся расстаться с этим кольцом? Сколько вам ещё нужно времени, прежде чем вы будете готовы это сделать? Убудет ли от вас, если вы с ним расстанетесь? Станет ли *та, кто вы есть*, менее значимой от этой утраты?» Прозвучал последний вопрос, и на пару минут в комнате воцарилась тишина.

Когда она вновь заговорила, на её лице была улыбка, а в ней самой сквозил покой.

— Последний вопрос заставил меня осознать нечто очень важное. Сперва я обратилась за ответом к своему уму, и он ответил: «Конечно, ты стала менее значимой». Затем я вновь задала себе этот вопрос: «Стала ли та, кто я есть, менее значимой?» На этот раз я попыталась не искать ответ в мыслях, а почувствовать его. И вдруг я ощутила собственное «я есть». Я никогда это прежде не чувствовала. Но если я чувствую своё «я есть» так сильно, значит, та, кто я есть, не стала меньше. Я и сейчас это чувствую — что-то спокойное, но очень живое.

— Это радость Бытия, — сказал я. — Её можно почувствовать, только выйдя из своей головы. Бытие надо чувствовать. Его нельзя «думать». Эго ничего о нём не знает, потому что состоит из одних мыслей. На самом деле кольцо было лишь мыслью у вас в голове, которую вы принимали за ощущение «я есть». Вы думали, что «я есть» или хотя бы часть его находится в кольце.

— Всё, что эго ищет и к чему привязывается, подменяет собой Бытие, которое оно неспособно чувствовать. Вы можете ценить вещи и дорожить ими, но если вы к ним привязываетесь, знайте — тут замешано эго. В действительности вы всегда привязываетесь не столько к вещи, сколько к мысли, в которой есть «я» или «моё». Когда же вы полностью принимаете ту или иную потерю, то выходите за пределы эго, и тогда проявляется ваша суть — ощущение «я есть».

Она сказала:

— Теперь я понимаю слова Иисуса, которые мне раньше были совершенно непонятны: «И кто хочет взять у тебя рубашку, отдай ему и верхнюю одежду».

— Верно, — сказал я. — Это не значит, что не нужно запирать входную дверь. Это значит лишь то, что порой умение расстаться с вещами — куда более сильный поступок, чем стремление оберегать их или держаться за них.

В последние недели жизни, по мере того как угасало её тело, сама она становилась всё лучезарней, как если бы из неё шёл свет. Она раздала многие свои вещи, некоторые из которых достались той женщине, которая предположительно украла у неё кольцо. И с каждой отданной вещью её радость становилась всё глубже. Когда мне позвонила её мать, чтобы сообщить о смерти дочери, она упомянула, что после похорон кольцо нашлось. Оно лежало в аптечке в ванной комнате. Вернула кольцо та женщина или оно всё время было там? Этого никто никогда не узнает. Доподлинно известно лишь одно: жизнь даст вам такой опыт, который будет максимально способствовать росту вашего сознания. А как узнать, что это именно то, что вам нужно? Очень просто — это тот опыт, который вы проживаете в настоящий момент.

Плохо ли гордиться своими вещами или злиться на тех, кто имеет больше вас? Вовсе нет. В чувстве гордости, в потребности как-то выделиться, в кажущемся усилении своего «я» через «а у меня больше» или его ослаблении через «а у меня меньше» нет ничего, что было бы плохим или неправильным, — это просто эго. Эго не плохое — в нём просто нет осознанности. Когда вы видите в себе эго, то начинаете выходить за его пределы. Не воспринимайте его слишком серьёзно. Заметив в себе свойственное эго поведение, просто улыбнитесь. Иногда оно вас может даже рассмешить. Как человечество могло так долго всем этим обманываться? Но главное — знайте, что в эго нет ничего личного. Это не тот, кто вы есть. Если вы считаете эго своей личной проблемой, то это опять же ваше эго.

ИЛЛЮЗИЯ СОБСТВЕННОСТИ

Владеть чем-то или иметь что-то в собственности — что это на самом деле значит? Что значит сделать что-то «своим»? Если вы стоите на улице в Нью-Йорке и говорите, показывая на огромный небоскрёб: «Это моё здание, я его владелец», — то вы либо очень богаты, либо бредите, либо лжёте. В любом случае вы рассказываете историю, в которой мыслеформы «я» и «здание» сливаются в одну. Так работает умственная концепция собственности. Если с вашей историей все согласны, это должно быть заверено бумагами с их подписями. В этом случае вы сказочно богаты. Если же с ней никто не согласен, вас отправят к психиатру. Вы либо бредите, либо вы патологический лгун.

Здесь важно понимать, что ваша история и составляющие её мыслеформы — неважно, согласны с тем, что вы говорите, остальные или нет — никак не связаны с тем, кто вы есть. Даже если с вашей историей все согласны, в конечном счёте это та же фикция. Многие лишь на смертном одре, когда всё внешнее отпадает, осознают, что *никакая вещь* никогда не была причастна к тому, кто они есть. Перед лицом смерти вся концепция собственности оказывается абсолютно бессмысленной. В последние минуты жизни люди также сознают, что, хотя они всю жизнь стремились к более полному самоощущению, их Бытие — то, что они действительно искали, — всегда было в них самих. Просто оно во многом было скрыто их отождествлением с вещами, что в конечном счёте есть отождествление с умом.

«Блаженны нищие духом», — говорил Иисус, «ибо их есть Царство Небесное»[1]. Что значит «нищие духом»? Это когда нет внутреннего багажа, нет отождествлений. Ни с вещами, ни с любыми умственными концепциями, в которых есть ощущение себя. А что такое «Царство Небесное»? Это простая, но глубокая радость Бытия, которая ощущается, когда вы перестаёте жить отождествлениями и становитесь «нищими духом».

---

[1] Евангелие от Матфея 5:3.

Вот почему отказ от всякой собственности издревле был духовной практикой и на Востоке, и на Западе. Однако отказ от собственности не освободит вас сам собой от эго, которое постарается выжить, найдя для отождествления что-то ещё, к примеру, умственный образ себя как человека, преодолевшего всякий интерес к материальному имуществу, а значит, поднявшегося выше остальных, ставшего *более* духовным. Есть люди, которые отреклись от всего, однако же их эго больше, чем у иных миллионеров. Если вы устраните один вид отождествления, эго быстро найдёт другой. В конечном счёте ему всё равно, с чем себя отождествлять, лишь бы иметь своё лицо. Антипотребительство или антисобственничество — это ещё одна мыслеформа, ещё одна умственная позиция, способная заменять отождествление с имуществом. С её помощью можно доказывать, что вы правы, а другие — нет. Как мы увидим позже, доказательство своей правоты и неправоты других — одна из главных умственных схем эго, одна из главных форм неосознанности. Другими словами, содержание эго может меняться, а умственная структура, на которой зиждется его жизнь, — нет.

Одна из бессознательных посылок состоит в том, что благодаря отождествлению с предметом через фикцию собственности кажущиеся прочность и постоянство материального предмета придадут больше прочности и постоянства вашему самоощущению. Особенно это касается зданий и ещё больше — земли, поскольку это единственное, чем, как вам кажется, можно владеть, но что нельзя разрушить. В случае с землёй абсурдность владения ещё более очевидна. Во времена белой колонизации коренные жители Северной Америки никак не могли взять в толк концепцию собственности на землю. И они потеряли её, когда европейцы заставили их подписать столь же непонятные им бумажки. Они считали, что это они принадлежат земле, а не земля — им.

Эго склонно приравнивать обладание к существованию: я имею, значит, я есть. И чем больше я имею, тем больше я есть. Эго живёт за счёт сравнений. То, как вас воспринимают окружающие, становится вашим самовосприятием. Если бы все жили в особняках или если бы все были богаты, ваш особняк или ваше богатство не были бы средством усиления вашего самоощущения. Тогда вы могли бы перебраться в простенькое жилище, расстаться со своим богатством и найти себе новое отождествление в том, чтобы считать себя духовнее других и выглядеть таким человеком в их глазах. То, как вас видят люди, становится зеркалом, которое говорит вам, кто вы и что собой представляете. Самооценка эго чаще всего привязана к оценке со стороны других людей. Они дают вам ваше самоощущение, и если вы принадлежите к культуре, в которой ощущение собственной ценности во многом приравнивается к тому, что и как много вы имеете, то, не разобравшись в этом коллективном заблуждении, вы будете обречены до конца жизни гоняться за вещами в тщетной надежде обрести в них свою ценность и полноту самоощущения.

Как освободиться от привязанности к вещам? Даже не пытайтесь. Это невозможно. Привязанность к вещам уйдёт сама собой, когда вы перестанете искать в них себя. Пока же просто осознавайте эту привязанность. Иногда вы можете не знать, что к чему-то привязаны, то есть с чем-то себя отождествляете, пока не потеряете это или пока не возникнет угроза потери. Если это вас расстроит или встревожит, значит, вами движет привязанность. Если же вы осознаёте, что отождествляетесь с какой-то вещью, то это уже не полное отождествление. «Я — осознанность, осознающая наличие привязанности». Это начало трансформации сознания.

«Я ХОЧУ»: ПОТРЕБНОСТЬ ИМЕТЬ БОЛЬШЕ

Эго отождествляет себя с обладанием, однако обладание приносит лишь краткое и поверхностное удовлетворение. В нём кроется глубокое чувство неудовлетворённости, неполноты и ощущение, что «этого недостаточно». Когда эго говорит: «Мне этого недостаточно», на самом деле оно имеет в виду, что «я ещё недостаточно велико».

Как мы уже видели, *обладание* — концепция собственности — это фикция, порождённая эго, чтобы придать себе прочность и постоянство, выделиться, стать чем-то особенным. Но так как найти себя через обладание невозможно, под этим кроется более мощная движущая сила, которая относится к структуре эго: потребность иметь больше, которую также можно назвать «хотением»[1]. Ни одно эго не может долго существовать без жажды большего. Поэтому для поддержания жизни эго хотение куда важнее обладания. Эго больше хочет хотеть, чем иметь. Поэтому чувство неглубокого удовлетворения от обладания неизменно сменяет желание чего-то ещё. Это психологическая потребность иметь больше — больше вещей, с которыми можно было бы себя отождествлять. Потребность не подлинная, а пагубная.

В некоторых случаях психологическая потребность иметь больше, или же чувство «недостаточности», столь характерное для эго, переносится на физический уровень и превращается в неутолимый голод. Страдающие булимией нередко вызывают у себя рвоту, лишь бы продолжать есть. Однако голодно не их тело, а их ум. Этот недуг был бы излечен, если бы, вместо того чтобы отождествляться со своим умом, страдающие булимией вошли в контакт со своим телом и услышали его настоящие потребности, а не псевдопотребности эгоического ума.

Некоторые эго знают, чего хотят, и преследуют свою цель с мрачной и беспощадной решимостью. Чингисхан, Сталин, Гитлер — вот лишь несколько крупномасштабных примеров эго. Однако энергия, движущая их хотением, создаёт противодействующую энергию равной

---

[1] Слово «хотение», которое в русском языке относится к разряду просторечных, в контексте данной книги может несколько резать слух. Однако оно является точным переводом слова «wanting», которое автор употребляет, чтобы акцентировать то самое действие, которое движет поведением людей.

интенсивности, которая в конце концов приводит к их падению. Тем временем они делают несчастными себя и многих других или, как в вышеописанных примерах, творят ад на земле. Желания большинства эго противоречивы. Сегодня они хотят одно, а завтра — другое, или же они могут вовсе не знать, чего хотят, за исключением одного — они никогда не хотят того, что есть: настоящего момента. Волнение, беспокойство, скука, тревога, недовольство — вот результат неудовлетворённого хотения. Хотение — это элемент структуры, и пока эта умственная структура существует, содержание, сколько бы его ни было, не сможет дать вам длительного удовлетворения. Интенсивное, ни на чём не сфокусированное хотение часто можно встретить в развивающемся эго подростков. Некоторые из них всё время находятся в состоянии неприятия и недовольства.

Физические потребности всего населения Земли в пище, воде, крове, одежде и элементарных удобствах можно было бы легко удовлетворить, если бы не дисбаланс в распределении ресурсов, вызванный безумной хищнической потребностью иметь больше — жадностью эго. Она находит коллективное выражение в мировых экономических структурах, таких как гигантские корпорации. По сути это эгоические сущности, конкурирующие друг с другом за то, чтобы больше иметь. Их единственная слепая цель — прибыль, и они преследуют её с абсолютной беспощадностью. Природа, животные, люди и даже их собственные сотрудники — не более чем цифры в балансовом отчёте, безжизненный расходный материал, который сперва используют, а затем выбрасывают.

Мыслеформы «я», «моё», «больше, чем», «я хочу», «мне нужно», «я должен иметь» и «мне мало» относятся не к содержанию, а к структуре эго. Содержание может меняться, но, пока вы не научитесь распознавать в себе мыслеформы, пока они будут оставаться неосознанными, вы будете верить тому, что они говорят; вы будете обречены воплощать эти неосознанные мысли в поступках, обречены искать и не находить, потому что, пока эти мыслеформы в силе, никакие вещи, место, человек или состояние никогда вас не удовлетворят. Пока эти эгоические структуры существуют, вас не удовлетворит никакое содержание. Что бы вы ни имели и чего бы ни достигли, вы всё равно будете несчастны. Вы всегда будете искать что-то ещё, что сулит более полную реализацию, что обещает восполнить неполноту вашего самоощущения и утолить живущее в вас чувство недостаточности.

ОТОЖДЕСТВЛЕНИЕ С ТЕЛОМ

Помимо отождествления с вещами существует ещё одна базовая форма отождествления — с «моим» телом. Тело бывает мужским или женским, поэтому ощущение себя мужчиной или женщиной составляет значительную часть самовосприятия большинства людей. Человек отождествляет себя с полом. Такое отождествление поощряется с самого раннего возраста, и это заставляет вас играть роль и следовать обусловленным моделям поведения, которые влияют на все аспекты вашей жизни, а не только на сексуальность. Для многих эта роль становится ловушкой, из которой они никак не могут выбраться, причём в некоторых обществах с традиционным укладом это выражено ещё сильнее, чем в западной культуре, где отождествление с полом начинает слегка ослабевать. В некоторых традиционных культурах для женщины нет ничего страшнее, чем не выйти замуж или быть бесплодной, а для мужчины — иметь недостаточно сильную половую потенцию и быть неспособным стать отцом. Жизненная реализация воспринимается как реализация своей половой принадлежности.

На Западе самовосприятие людей в огромной мере обусловлено внешним видом и состоянием тела: его силой или слабостью, его кажущейся красотой или непривлекательностью в сравнении с другими. У многих людей чувство собственной ценности тесно связано с их физической силой, привлекательностью, тренированностью и внешним видом. Многие страдают заниженной самооценкой, так как их тело кажется им некрасивым или несовершенным.

В некоторых случаях умственный образ «моего тела» или представление о нём никак не соответствует реальности. Молодая женщина может думать, что у неё лишний вес, и морить себя голодом, тогда как в действительности она совсем худая. Она утратила способность видеть своё тело и «видит» лишь его умственную концепцию, которая говорит: «я толстая» или «я растолстею». В основе этого состояния лежит отождествление с умом. В последние десятилетия, когда люди стали всё больше отождествляться со своим умом, что свидетельствует об усилении эгоической дисфункции, наблюдается рост случаев заболевания анорексией. Если бы больная могла увидеть своё тело без вмешательства суждений своего ума или хотя бы понять, что они собой представляют, вместо того чтобы принимать их на веру — а ещё лучше, если бы она могла почувствовать своё тело изнутри, — это стало бы началом её исцеления.

Те, кто отождествляется со своей привлекательной внешностью, физической силой или способностями, испытывают страдания, когда эти качества начинают угасать и исчезать, что, само собой, неизбежно. Тогда и их личность, основывавшаяся на этих качествах, оказывается под угрозой краха. Какими бы безобразными или прекрасными они ни были, люди во многом формируют образ своей личности — как отрицательный, так и положительный — на основе своего тела. Точнее, образ их личности строится на мысли о «я», которую они ошибочно привязывают к умственному образу своего тела или представлению о нём. Но ведь тело — это лишь физическая форма, разделяющая судьбу всех форм: непостоянство и в конечном счёте распад.

Приравнивать своё «я» к воспринимаемому органами чувств физическому телу, которому суждено состариться, увянуть и умереть, значит, обрекать себя рано или поздно на страдания. Перестать отождествляться с телом — не значит пренебрегать им, презирать его или перестать о нём заботиться. Если оно сильное, красивое и энергичное, вы можете наслаждаться этими качествами и ценить их, пока они есть. Вы также можете улучшить состояние тела с помощью правильного питания и упражнений. Если вы не будете приравнивать своё тело к тому, кто вы есть, то, когда его красота поблёкнет, энергия уменьшится или оно станет немощным, это никак не повлияет на вашу самооценку или самовосприятие. К тому же, когда тело начинает слабеть, в нём может легче проявляться измерение бесформенного — свету сознания легче сиять сквозь угасающую форму.

Не только люди с хорошим или близким к совершенству телом склонны приравнивать его к тому, кто они есть. С такой же лёгкостью можно отождествлять себя с «проблемным» телом, привнося его несовершенство, немощность или болезнь в образ своей личности. Вы можете думать и говорить о себе как о «страдающем» той или иной хронической болезнью или как об инвалиде. Врачи и другие люди будут уделять вам много внимания и постоянно подтверждать ваш концептуальный образ больного, или пациента. В итоге вы будете бессознательно цепляться за болезнь — ведь это теперь важнейшая часть того, кем вы себя считаете. Это ещё одна, очередная мыслеформа, с которой может отождествляться эго. Найдя свой образ, оно стремится его удержать. Поразительно, но зачастую в поисках более сильного средства для отождествления эго может даже вызывать болезни, чтобы укреплять себя с их помощью.

ОЩУЩЕНИЕ ВНУТРЕННЕГО ТЕЛА

Хотя отождествление с телом является одной из главных форм эго, здесь есть и положительный момент — это отождествление легче всего преодолеть. Для этого надо не пытаться убедить себя в том, что вы не тело, а переключить внимание с его внешней формы и мыслей о том, какое оно красивое, уродливое, сильное, слабое, слишком толстое или слишком худое, на ощущение присутствующей в нём жизни. Неважно, как выглядит ваше тело снаружи, — за внешней формой это насквозь живое энергетическое поле.

Если вы ещё не умеете осознавать своё «внутреннее тело», закройте глаза и почувствуйте, есть ли жизнь внутри ваших рук. Не спрашивайте свой ум. Он ответит: «Я ничего не чувствую». Возможно, он также скажет: «Дай мне что-то более интересное, о чём я мог бы думать». Поэтому не спрашивайте ум, а обратитесь прямо к своим рукам. То есть осознайте тонкое ощущение жизни внутри них. Оно там есть. Чтобы его уловить, надо лишь проникнуть в них своим вниманием. Сперва вы можете почувствовать там лёгкое покалывание, а после — ощущение энергии или жизни. Если вы будете удерживать своё внимание в руках какое-то время, ощущение жизни внутри них усилится. Некоторым для этого даже не надо закрывать глаза. Они смогут почувствовать свои «внутренние руки», не отрываясь от чтения этой главы. Затем перенесите всё внимание в стопы. Удерживайте его там около минуты, а после почувствуйте сразу и руки, и стопы. Включайте в это ощущение другие части тела: ноги, предплечья, плечи, живот, грудь и так далее, пока не осознаете своё внутреннее тело как всеохватное чувство жизни.

То, что я называю «внутренним телом», в действительности уже не тело, а жизненная энергия, мост между формой и бесформенным. Выработайте привычку чувствовать своё внутреннее тело как можно чаще. Через некоторое время вам уже не придётся закрывать глаза. Попробуйте, к примеру, чувствовать своё внутреннее тело, когда вы кого-то слушаете. Это кажется почти что парадоксом, но, ощущая контакт со своим внутренним телом, вы уже не отождествляете себя ни с телом, ни с умом. Иными словами, отождествление с формой исчезает, и вы движетесь от него к бесформенному, которое также можно назвать Бытием. Это ваше сущностное «я». Осознавание тела не только помогает вам оставаться в настоящем, но и становится дверью из тюрьмы эго. Кроме того, оно усиливает иммунную систему и способность тела к самоисцелению.

ЗАБВЕНИЕ БЫТИЯ

Эго — это всегда отождествление с формой, поиски себя в какой-то форме и, как следствие, потеря себя в ней. Формами являются не только материальные объекты и физические тела. Есть нечто более существенное, чем внешние формы в виде вещей и тел. Это мыслеформы, непрерывно возникающие в поле сознания, — энергетические образования, более тонкие и менее плотные, чем физическая материя, но всё же формы. То, что может восприниматься как несмолкающий голос у вас в голове, является потоком непрерывного и навязчивого думания. Когда каждая мысль поглощает всё ваше внимание, когда вы настолько отождествляетесь с голосом у себя в голове и с сопровождающими его эмоциями, что теряетесь в каждой мысли и в каждой эмоции, вы полностью отождествлены с формой, а значит, находитесь во власти эго. Эго — это сгусток повторяющихся мыслеформ и обусловленных ментально-эмоциональных схем, наделённых чувством «я», то есть ощущением себя. Эго возникает, когда ваше ощущение Бытийности, ощущение «я есть», являющееся бесформенным сознанием, смешивается с формой. Вот в чём смысл отождествления. Это забвение Бытия, изначальная ошибка, иллюзия абсолютной отдельности, которая превращает реальность в кошмар.

ОТ ОШИБКИ ДЕКАРТА К ПРОЗРЕНИЮ САРТРА

Философ семнадцатого века Декарт, считающийся основателем современной философии, выразил эту изначальную ошибку в своём знаменитом изречении (в котором он усматривал основополагающую истину): «Я мыслю, следовательно, я существую». Это было его ответом на вопрос: «Есть ли что-либо, что я могу знать с абсолютной достоверностью?» Тот факт, что сам он постоянно думает, Декарт считал неоспоримым, поэтому он приравнял Бытие к мышлению, поставив тем самым знак равенства между мышлением и личностью — «я есть». Вместо основополагающей истины он нашёл корень эго, но не понял этого.

Прошло почти триста лет, прежде чем другой знаменитый философ увидел в этом изречении нечто, что проглядели и Декарт, и все другие. Звали его Жан-Поль Сартр. Он очень глубоко вник в изречение Декарта: «Я мыслю, следовательно, я существую» и неожиданно понял, что, выражаясь его словами, «сознание, которое говорит: «я есть», и сознание, которое мыслит, — это не одно и то же». Что он имел в виду? Когда вы сознаёте, что думаете, это осознание не является частью мышления. Это другое измерение сознания. Именно это осознание говорит: «я есть». Если бы в вас не было ничего, кроме мыслей, вы бы даже не знали, что думаете. Вы были бы подобны человеку, который видит сон, не зная, что это сон. Вы бы отождествлялись с каждой мыслью — как сновидец, отождествляющийся с каждым снящимся ему образом. Многие люди так и живут, как лунатики, увязшие в ловушке старых искажённых умственных структур, без конца воссоздающих одну и ту же кошмарную реальность. Когда же вы знаете, что видите сон, то бодрствуете внутри сновидения. Здесь включается другое измерение сознания.

Прозрение Сартра имеет глубокий смысл, но сам он был ещё слишком отождествлён с процессом мышления, чтобы осознать всю значимость того, что он открыл, — возникновение нового измерения сознания.

ПОКОЙ, КОТОРЫЙ ПРЕВЫШЕ ВСЯКОГО УМА

Известно много случаев, когда под влиянием трагической утраты людям в какой-то момент их жизни открывалось это новое нарождающееся измерение сознания. Одни потеряли всё своё имущество, другие — детей, мужа или жену, социальное положение, репутацию или физические способности. В некоторых случаях в результате катастрофы или войны они потеряли сразу всё и остались ни с чем. Такую ситуацию можно назвать предельной. Они лишились всего, с чем себя отождествляли, что давало им ощущение собственного «я». А затем, внезапно и необъяснимо, страдание или сильнейший страх, которые они испытывали вначале, уступили место священному чувству Присутствия, глубокому покою, умиротворению и полной свободе от страха. Это явление, должно быть, было знакомо святому Павлу, который облёк его в выражение «и мир Божий, который превыше всякого ума»[1]. Этот мир и покой казались необъяснимыми, и люди спрашивали себя: как, пережив *такое*, могу я чувствовать мир и покой?

Ответ прост, если вы понимаете, что такое эго и как оно работает. Когда формы, с которыми вы отождествлялись и которые давали вам ощущение собственного «я», разрушаются или же вы их лишаетесь, это может привести к разрушению эго. Ведь эго — это отождествление с формой. Когда вам больше не с чем себя отождествлять,

---

[1] Послание к филлипийцам святого апостола Павла 1:7.

кто вы тогда? Когда формы вокруг вас умирают или когда ваша собственная смерть уже близка, ваше чувство Бытийности, ощущение «я есть» высвобождается из пут формы: Дух высвобождается из плена материи. Вы осознаёте своё сущностное «я» как бесформенное, всепроникающее Присутствие, как Бытие, предшествующее всем формам, всем отождествлениям. Вы осознаёте своё истинное «я» как само сознание, а не как то, с чем оно отождествилось. Это и есть «мир Божий». Истина не в том, что «я есть это» или «я есть то», а в том, что «Я Есть».

Не все люди, пережившие тяжёлые утраты, переживают и это пробуждение, это разотождествление с формой. Некоторые тут же создают сильный умственный образ, или мыслеформу, рисующий их в виде жертвы обстоятельств, других людей, несправедливой судьбы или Бога. Они отождествляются с этой мыслеформой и вызываемыми ею эмоциями гнева, негодования, жалости к себе и так далее, и это отождествление тут же замещает все те, которые разрушились вследствие утраты. Другими словами, эго быстро находит новую форму. То, что эта новая форма глубоко несчастна, не слишком заботит эго, главное — иметь личностный образ, неважно, плохой или хороший. И это новое эго будет ещё более скованным, ещё более жёстким и непроницаемым, чем старое.

Каждый раз, когда вы сталкиваетесь с трагической утратой, вы либо сопротивляетесь ей, либо уступаете. Кто-то негодует или озлобляется, а в ком-то просыпаются мудрость, сострадание и любовь. Уступить — значит принять то, что есть. Так вы открыты жизни. Сопротивление —

это внутренний зажим, отвердение скорлупы эго. Так вы полностью закрыты. Что бы вы ни делали в состоянии внутреннего сопротивления (что также можно назвать негативностью), это вызовет ещё большее внешнее сопротивление, и вселенная будет не на вашей стороне, жизнь не будет вам помогать. Свет не может проникнуть внутрь через закрытые ставни. Когда же вы внутренне уступаете и прекращаете борьбу, открывается новое измерение сознания. Если действие возможно или необходимо, оно будет совершаться в резонансе с целым, поддержанное творческим разумом — ничем не обусловленным сознанием, с которым в состоянии внутренней открытости вы становитесь едины. И тогда обстоятельства и люди начинают вам помогать, становятся с вами заодно. Происходят счастливые совпадения. Всё складывается в вашу пользу. Если же действие невозможно, вы пребываете в умиротворении и внутреннем покое, которые приходят с отказом от борьбы. Вы пребываете в Боге.

ГЛАВА ТРЕТЬЯ

❦

Ядро эго

Большинство людей настолько отождествляются с голосом у себя в голове — непрерывным потоком непроизвольного навязчивого мышления и сопровождающими его эмоциями, что можно сказать — они одержимы собственным умом. Пока вы этого никак не сознаёте, вам представляется, что думающий — это вы. Но это — эгоический ум. Мы называем его эгоическим, потому что в каждой мысли — в каждом воспоминании, интерпретации, мнении, точке зрения, реакции и эмоции — присутствует чувство собственного «я», эго. В духовном смысле это и есть неосознанность. И, разумеется, ваше мышление — содержание вашего ума — обусловлено прошлым: вашим воспитанием, культурной средой, жизненным опытом и так далее. Активность вашего ума определяется совокупностью неотвязных, повторяющихся мыслей, эмоций и реактивных схем поведения, с которыми вы больше всего себя отождествляете. Эта совокупность и есть эго.

Как мы уже видели, когда вы говорите «я», в большинстве случаев говорите не вы, а ваше эго. Оно состоит из мыслей и эмоций — вороха воспоминаний, с которыми вы себя отождествляете, называя их «я и моя история», привычных ролей, которые вы играете, сами того не сознавая, и коллективных отождествлений, таких как национальность, религия, раса, социальный класс или политическая принадлежность. Эго также включает в себя ваши личные отождествления — не только с принадлежащими вам вещами, но и с мнениями, внешним видом, давними обидами или представлениями о себе как о ком-то, кто лучше или хуже других, у кого всё сложилось в жизни или нет.

Содержание эго у всех разное, однако в каждом эго действует одна и та же структура. Иными словами, разные эго отличаются друг от друга лишь снаружи. По сути же они все одинаковы. В чём их одинаковость? А в том, что они живут за счёт отождествления и отделения. Если основой вашей жизни является созданное умом «я», состоящее из мыслей и эмоций, то есть эго, то фундамент вашей личности непрочен, так как мысли и эмоции по природе своей эфемерны и мимолётны. Поэтому каждое эго постоянно борется за выживание, пытаясь защитить и укрупнить себя. Чтобы поддерживать мысль о «я», оно нуждается в противоположной мысли о «другом». Другие воспринимаются ещё более другими, когда я смотрю на них как на врагов. На одном конце шкалы этой бессознательной эгоической схемы поведения находится навязчивая привычка эго выискивать чужие недостатки и жаловаться на других людей. Именно это имел в виду Иисус, говоря: «Что ты смотришь на сучок в глазе брата твоего, когда сам не видишь бревна в твоём глазе?»[1] На другом конце шкалы мы имеем физи-

---

[1] Евангелие от Луки 6:41.

ческое насилие между отдельными людьми и войны между нациями. В Библии вопрос Иисуса остаётся без ответа, но ответ, конечно, есть: «Я делаю это, потому что, критикуя или обвиняя другого, я могу чувствовать себя более значимым и ощущать своё превосходство».

ЖАЛОБЫ И ВОЗМУЩЕНИЕ

Привычка жаловаться — излюбленная стратегия эго, используемая им для самоукрепления. Каждая жалоба — это маленькая, выдуманная умом история, в которую вы безоговорочно верите. При этом не важно, вслух вы жалуетесь или про себя. Некоторые эго, которым больше не с чем отождествляться, легко живут на одних жалобах. Когда вы зажаты в тисках такого эго, жалобы, особенно по поводу других людей, являются для вас привычными и, конечно, неосознанными, в том смысле, что вы не понимаете, что делаете. Навешивание на людей негативных мысленных ярлыков — прямо в лицо или, как это чаще бывает, в разговорах у них за спиной и даже просто в мыслях — часть этой поведенческой схемы. Самой грубой формой навешивания ярлыков является брань, отражающая потребность эго быть правым и торжествовать над другими. «Подонок», «ублюдок», «стерва» — всё это оценочные высказывания, с которыми невозможно спорить. Ещё ниже на шкале бессознательности находятся громкая ругань и крики, а сразу под ними — физическое насилие.

Эмоция возмущения, сопровождающая жалобы и мысленное навешивание ярлыков, даёт эго ещё больше энергии. Возмущаясь, человек испытывает горечь, негодование или обиду и чувствует себя оскорблённым. Вы возмущаетесь жадностью людей, их непорядочностью, нечестностью, тем, что они сказали, тем, что они делают или когда-то сделали, тем, что они не смогли чего-то сделать, и тем, что они должны бы были сделать, но не сделали. Всё это эго просто обожает. Вместо того чтобы не замечать в людях проявления неосознанности, вы дополняете ими образ их личности. Кто это делает? Неосознанность в вас, ваше эго. Иногда «недостатка», который вы в ком-то видите, вообще не существует. Есть лишь неверная интерпретация — проекция ума, приученного искать врагов, отстаивать свою правоту и утверждать своё превосходство. В других случаях недостаток и вправду существует, однако, концентрируя на нём своё внимание — порой до такой степени, что он затмевает собой всё остальное, — вы лишь усиливаете его. А то, на что вы реагируете в других, вы укрепляете в себе.

Не реагировать на проявления в людях их эго — это не только один из самых действенных способов преодоления ограничений собственного эго, но и эффективный метод растворения коллективного человеческого эго. Но не реагировать вы сможете, только сознавая, что поведением того или иного человека движет эго и что всё это — проявление коллективной человеческой дисфункции. Если вы осознаете, что в таком поведении нет ничего личного, то привычка, вынуждавшая вас реагировать на него по-старому, исчезнет. Не реагируя на эго, вы будете пробуждать в людях здравомыслие, то есть безусловное сознание в противоположность обусловленному. Иногда вам придётся принять меры, чтобы защититься от людей, пребывающих в глубокой неосознанности. При этом их необязательно превращать в своих врагов. И всё же ваша главная защита — это состояние осознанности. Человек становится вашим врагом, когда вы персонифицируете его неосознанность, то есть эго. Поэтому умение не реагировать — это не слабость, а сила. То же самое можно выразить и другим словом: прощение. Прощать — значит смотреть сквозь что-то, видеть что-то насквозь. Вы смотрите сквозь эго и видите под ним здравомыслие, которое есть в каждом человеке и являет собой его суть.

Эго любит жаловаться и возмущаться не только по поводу других людей, но и по поводу различных ситуаций. С ситуацией можно сделать то же, что и с человеком: сделать из неё врага. За этим всегда стоят одни и те же мысли: этого не должно быть; я не хочу здесь находиться; я не хочу это делать; со мной поступают несправедливо. И конечно, главный враг эго — это настоящий момент — сама жизнь.

Сказать кому-то о его ошибке или недостатке, чтобы их можно было исправить, — не значит пожаловаться. А воздерживаясь от жалоб, вы вовсе не обязаны мириться с плохим качеством или низкопробным поведением. В том, чтобы сказать официанту, что суп холодный и его надо подогреть, нет никакого эго — если только вы придерживаетесь фактов, которые всегда нейтральны. «Как вы посмели подать мне холодный суп...» — это уже жалоба. Здесь есть «я», которому нравится воспринимать холодный суп как личную обиду и которое не преминет раздуть её донельзя и насладиться тем, чтобы сделать кого-то виновным. Такие жалобы работают на эго, а не на перемены. Порой совершенно очевидно, что эго не хочет перемен, чтобы и дальше иметь возможность жаловаться.

Попробуйте поймать момент, когда голос у вас в голове начнёт на что-то жаловаться. Осознайте, что это всего лишь голос эго, обусловленная умственная схема, мысль. И всякий раз, замечая в себе этот голос, осознавайте, что вы — не голос, а тот, кто его осознаёт. Вы — осознающая его осознанность. На заднем плане — осознанность. На переднем — голос, тот, кто думает. Так вы становитесь свободным от эго, свободным от ненаблюдаемого ума. В тот момент, когда вы осознаете в себе эго, это, строго говоря, уже не эго, а лишь старая, обусловленная прошлым схема мышления. Эго подразумевает неосознанность. Эго и осознанность не могут сосуществовать. Старая схема мышления — умственная привычка — может сохраняться и периодически вновь давать о себе знать, так как за ней стоят тысячелетия коллективной человеческой неосознанности. Но всякий раз, как вы её распознаете, она ослабевает.

РЕАКТИВНОСТЬ И ОБИДЫ

Жалобы часто связаны с возмущением, однако им могут сопутствовать и более сильные отрицательные эмоции, такие как гнев или другая форма расстройства. В этом случае излияние жалоб получает более сильный эмоциональный заряд и превращается в реактивность — ещё один инструмент самоукрепления эго. Многие люди постоянно ищут повод, чтобы бурно среагировать на что-то, чтобы ощутить тревогу или раздражение, — и, как правило, он быстро находится. «Это безобразие...» — говорят они. «Как вы смеете...» «Я возмущён...» Привычка злиться или расстраиваться, которой страдают эти люди, сродни наркотической зависимости. Бурно реагируя на те или иные вещи, они утверждают и укрепляют собственное самоощущение.

Застарелое возмущение зовётся обидой. Носить в себе обиду — значит всё время быть «против» чего-то, а потому у многих людей значительная часть эго состоит из обид. Коллективные обиды могут сохраняться в психике нации или племени веками, питая непрерывный цикл насилия.

Обида — это сильная негативная эмоция, связанная с событием в порой уже далёком прошлом, которое без конца реанимируется навязчивыми мыслями — пересказом истории о том, «как поступил со мной или с нами такой-то человек», вслух или про себя. Обида заражает и другие сферы вашей жизни. К примеру, пока вы переживаете обиду в своих мыслях и чувствах, её негативная эмоциональная энергия может искажать ваше восприятие происходящего в этот момент события или влиять на то, как вы разговариваете или ведёте себя с кем-то в это время. Одна сильная обида способна заразить обширные сферы вашей жизни и удерживать вас в оковах эго.

Нужно быть честным, чтобы увидеть, храните ли вы ещё в себе обиды и есть ли в вашей жизни человек, которого вы не до конца простили, — ваш «враг». Если это так, осознайте свою обиду как на уровне мыслей, так и на уровне эмоций, то есть осознайте мысли, питающие вашу обиду, и ощутите эмоции, которыми ваше тело откликается на эти мысли. Не пытайтесь «отпустить» свою обиду. *Попытки* простить и отпустить ни к чему не ведут. Когда же вы видите, что единственная цель обиды — усиливать ваше ложное самоощущение и блюсти сохранность эго, прощение приходит само собой. Увидеть — значит освободиться. Христос учил: «Прощайте врагам своим»[1]. По сути эти слова направлены на разрушение одной из главных эгоических структур ума.

Прошлое не в силах помешать вам находиться в настоящем. Это может сделать только связанная с прошлым обида. А что такое обида? Груз старых мыслей и эмоций.

Я ПРАВ, ТЫ НЕПРАВ

Жалобы, выискивание чужих недостатков и реактивность усиливают присущее эго ощущение границ и разобщён-

---

[1] Евангелие от Луки 6:27, 6:37 // New Revised Standard Version.
(Евангелие от Луки 6:27: Но вам, слушающим, говорю: любите врагов ваших, благотворите ненавидящим вас. //Библия. Книги Священного Писания Ветхого и Нового Завета. Издание Московской Патриархии. Москва, 1990.
Евангелие от Луки 6:37: Не судите, и не будете судимы; не осуждайте, и не будете осуждены; прощайте, и прощены будете.// Там же.)

ности, которому оно обязано своим существованием. Они
укрепляют эго ещё и тем, что дают ему чувство превосходства, от которого оно пышно расцветает. Может быть, не
совсем очевидно, как негодование по поводу дорожной
пробки, политиков, коллег, «жадных богачей» или «ле-
нивых безработных», бывшего мужа или жены, мужчин
или женщин даёт вам чувство превосходства. Но это происходит потому, что ваши жалобы подразумевают, что вы
правы, а человек или ситуация, на которых вы жалуетесь
или реагируете, — нет.

Ничто так не усиливает эго, как чувство собственной
правоты. Быть правым — значит отождествляться с умственной позицией — с точкой зрения, мнением, сужде-
нием, некой историей. Ну и, конечно, чтобы вы были
правы, кто-то другой должен быть неправ, поэтому эго
любит искать и находить виноватых, чтобы укрепляться
в собственной правоте. Другими словами: чтобы усилить
собственное самоощущение, вам нужно кого-то обвинить.

Жалобы и слепое реагирование могут делать неправым
не только человека, но и ситуацию. Подразумевается же в
таких случаях всегда одно — «так не должно быть». Ощущение своей правоты ставит вас в положение воображаемого
морального превосходства по отношению к человеку или
ситуации: вы судите их и признаёте виновными. Именно
этого чувства превосходства жаждет эго и именно за счёт
него оно растёт.

ЗАЩИТА ИЛЛЮЗИЙ

Факты, несомненно, существуют. Если вы говорите: «Скорость света выше скорости звука», а кто-то другой утверждает обратное, то очевидно, что вы правы, а он нет. Это доказывается простым наблюдением: вначале мы видим молнию, а после слышим гром. Итак, вы не только правы, но и знаете это. Есть ли во всём этом эго? Возможно, но необязательно. Если вы просто констатируете факт, то в этом нет ни капли эго, поскольку нет отождествления. Отождествления с чем? С умом и умственной позицией. Однако такое отождествление может легко сюда вкрасться. Если вы замечаете, что говорите: «Поверьте мне, я знаю» или «Почему вы мне никогда не верите?» — значит, эго уже здесь. Оно прячется за маленьким словом «мне». Простое утверждение: «Свет быстрее звука», хоть и верно, теперь работает на иллюзию, на эго. Оно заразилось ложным чувством «я», стало личным, превратилось в умственную позицию. «Я» считает, что его умалили или оскорбили, потому что кто-то не поверил тому, что «я» сказало.

Эго во всём видит личное. И вот уже возникают эмоции, потребность защищаться, возможно, даже агрессия. Вы защищаете истину? Нисколько. Истина вообще не нуждается в защите. Свету или звуку нет дела до вашего мнения или мнения кого бы то ни было. Вы защищаете себя, а точнее, иллюзию себя, созданный умом суррогат. Ещё точнее будет сказать, что иллюзия защищает саму себя. Если даже простой и очевидный мир фактов может подвергаться эгоическим искажениям и плодить иллюзии, то что уж говорить о менее осязаемой сфере воззрений, мнений и суждений — ведь это просто мыслеформы, в которые может легко внедряться ваше самоощущение.

Каждое эго принимает мнения и точки зрения за факты. Более того, оно не способно отличить событие от своей реакции на него. Каждое эго — мастер выборочного восприятия и искажённого толкования. Только с помощью осознанности, а не с помощью ума можно отличить факт от мнения. Только осознанность позволит вам увидеть: вот ситуация, а вот мой гнев по этому поводу — чтобы понять, что к этой ситуации можно подойти иначе, иначе на неё взглянуть, иначе разрешить. Только осознанность позволит вам увидеть ситуацию или человека целиком, не ограничиваясь одной лишь точкой зрения.

ИСТИНА: ОТНОСИТЕЛЬНАЯ ИЛИ АБСОЛЮТНАЯ?

Уверенность в том, что «я прав, а ты неправ», вынесенная за рамки мира простых и поддающихся проверке фактов, опасна как в личных отношениях, так и во взаимодействиях между нациями, племенами, религиями и так далее.

Но если убеждённость в том, что «я прав, а ты неправ», является одним из способов самоусиления эго, если стремление считать себя правым, а других виноватыми есть умственная дисфункция, питающая разобщённость и конфликты между людьми, значит ли это, что правильного или неправильного поведения, действия или убеждения вообще не существует? И нет ли здесь морального релятивизма, который некоторые христианские учения считают главным злом нашего времени?

Конечно, история самого христианства — яркий пример того, сколько безумия в поступках или поведении может породить уверенность, что только вы и никто другой обладаете истиной, а иначе говоря, правотой. Веками людей пытали и сжигали заживо, если их мнения хоть в чём-то расходились с доктриной Церкви или узкими толкованиями писания («Истиной»), — и это считалось правильным, потому что сами жертвы были «неправы». Они были настолько неправы, что их нужно было убивать. Истина была важнее человеческой жизни. А что это была за Истина? История, в которую необходимо было верить, иначе говоря, нагромождение мыслей.

Среди миллиона человек, убитых по приказу безумного камбоджийского диктатора Пол Пота, были все, кто носил очки. Почему? Да потому, что для него марксистская интерпретация истории была абсолютной истиной и он понимал её так: те, кто носит очки, принадлежат к классу образованных людей, буржуазии, эксплуататоров крестьян. Поэтому их нужно уничтожить, чтобы расчистить путь для нового социального порядка. Его истина также была нагромождением мыслей.

На самом деле католическая и другие церкви правы, считая релятивизм — убеждение, что абсолютной истины, которая бы направляла человеческое поведение, не существует — одним из зол нашего времени. Но вы не найдёте абсолютную истину, если будете искать там, где её нет: в доктринах, идеологиях, сводах правил и историях. Что между всеми ними общего? А то, что они слеплены из мыслей. Мысль может в лучшем случае указывать на истину, но она не может *быть* истиной. Вот почему буддисты говорят: «Палец, показывающий на луну, не есть сама луна». Все религии одинаково ложны и одинаково истинны в зависимости от того, как ими пользоваться. Их можно поставить на службу эго или на службу Истине. Если вы видите Истину лишь в своей религии, вы ставите её на службу эго. Используемая таким образом, она становится идеологией и порождает мнимое чувство превосходства, а также рознь и конфликты между людьми. Когда же религиозные учения и вправду служат Истине, они представляют собой дорожные знаки или карты, оставленные пробуждёнными людьми, чтобы способствовать вашему духовному пробуждению, то есть помогать вам освобождаться от отождествления с формой.

Есть лишь одна абсолютная Истина, и все остальные истины проистекают из неё. Когда вы её найдёте, все ваши поступки будут ей созвучны. Человеческие поступки могут отражать либо Истину, либо иллюзию. Можно ли выразить эту Истину словами? Да, но только сами слова не являются Истиной. Они лишь указывают на неё.

Истина неотделима от того, кто вы есть. Да, *вы и есть* эта Истина. Если вы будете искать её где-то ещё, то будете всякий раз обманываться. Истина — это само Бытие, которое вы есть. Иисус пытался донести это до людей, говоря:

«Я есмь путь и истина и жизнь»[1]. Эти слова Иисуса — одно из самых сильных и прямых указаний на Истину. Но только если понимать их правильно. Будучи неверно истолкованными, они становятся серьёзным препятствием. Иисус говорит о сокровенном «я есть», о сущностном «я» каждого мужчины и каждой женщины, любой формы жизни. Он говорит о жизни, которой вы являетесь. Некоторые христианские мистики называли это внутренним Христом; буддисты называют это природой Будды; для индуистов это Атман, Бог, который есть во всём. Когда вы ощущаете связь с этим внутренним измерением, при том что это ваше естественное состояние, а не какое-то сверхъестественное достижение, во всех ваших поступках и взаимоотношениях отражается ваше единство со всей жизнью, ощущаемой вами в глубине себя. Это и есть любовь. Законы, заповеди, правила, предписания нужны лишь тем, кто отрезан от своей истинной сути, от внутренней Истины. Они призваны предотвращать наихудшие проявления эго, но зачастую не могут даже этого. «Люби — и делай, что хочешь», — сказал святой Августин. Нет слов, которые бы были ближе к Истине.

В ЭГО НЕТ НИЧЕГО ЛИЧНОГО

На коллективном уровне умственная схема «мы правы, а они неправы» особенно глубоко укоренилась в тех частях

---

[1] Евангелие от Иоанна 14:6.

света, где конфликты между нациями, расами, племенами и идеологиями имеют давнюю историю, носят экстремальный характер и свойственны этому региону. Обе конфликтующие стороны в равной мере отождествляют себя со своей позицией и своей «версией событий», то есть с мыслью. Ни одна из сторон не способна понять, что возможна и иная точка зрения, иная «версия событий» и что в них тоже может быть своя правда. Израильский автор Й. Халеви говорит о возможности «примирения противоборствующих позиций»[1], однако во многих частях света люди ещё не могут или не хотят это сделать. Каждая из сторон убеждена в своей правоте, считая себя жертвой, а «другого» — злом. И поскольку они создали концепцию врага, обесчеловечив таким образом враждующую сторону, то могут убивать других людей и прибегать к любым формам насилия, распространяющегося даже на детей, не чувствуя, что это тоже люди, и не замечая их страданий. Они становятся заложниками безумной спирали преступлений и возмездий, действий и противодействий.

Этот пример наглядно демонстрирует, что в своём коллективном аспекте «мы» против «них» человеческое эго ещё более безумно, чем «я», индивидуальное эго, хотя механизм происходящего в обоих случаях одинаков. Насилие, творимое людьми по отношению друг к другу, — это чаще всего дело рук не преступников или психически больных людей, а нормальных, уважаемых граждан на службе кол-

---

[1] Halevi, Yossi K. Introspective as a Prerequisite for Peace. New York Times, September 7, 2002. (Халеви, Йосси К. Интроспекция как необходимое условие мира // Нью-Йорк Таймс, 2002. 7 сентября.)

лективного эго. Можно без преувеличения сказать, что на нашей планете «нормальное» сродни «безумному». А что лежит в основе этого безумия? Полное отождествление с мыслями и эмоциями, то есть с эго.

Жадность, эгоизм, эксплуатация, жестокость и насилие по-прежнему пронизывают все сферы жизни на планете. Когда вы не видите во всём этом индивидуальные и коллективные проявления глубинной дисфункции или психического недуга, то по ошибке приписываете их самим людям. Вы создаёте концептуальный образ человека или группы людей и говорите: «он такой» или «они такие». Когда вы принимаете эго человека за его личностную сущность, то лишь благодаря стараниям вашего собственного эго, использующего это ложное восприятие для самоусиления через ощущение собственной правоты — а стало быть, и превосходства, — а также с помощью осуждения, возмущения и зачастую гнева, которыми вы реагируете на тех, кого считаете врагом. Всё это очень нравится эго, так как усиливает чувство разобщённости между вами и другими людьми, чья непохожесть раздувается до такой степени, что вы перестаёте чувствовать вашу общую человеческую природу, вашу укоренённость в единой Жизни, которую вы разделяете с каждым человеком, вашу общую божественность.

Те эгоические схемы поведения, на которые вы особенно остро реагируете в других и которые ошибочно принимаете за их личностную сущность, обычно есть и в вас самих — просто вы не можете или не хотите их в себе увидеть. В этом смысле вы можете многому научиться у своих врагов. Что в них вас больше всего тревожит и расстраивает? Эгоизм? Жадность? Жажда власти и контроля? Не-искренность, нечестность, склонность к насилию или что-то ещё? Всё, что вас возмущает в других и на что вы остро реагируете в них, есть и в вас самих. Но по сути это всего лишь форма эго, и, как таковая, она совершенно безлична. Она не имеет отношения ни к тому, кем является тот человек, ни к тому, кем являетесь вы. Обнаружение в себе этих качеств может угрожать вашей самооценке, только если вы ошибочно принимаете эту форму эго за свою сущность.

ВОЙНА – ЭТО СОСТОЯНИЕ УМА

Иногда вы можете сталкиваться с необходимостью защитить себя или кого-то ещё от вреда со стороны другого человека. Но следите за тем, чтобы «искоренение зла» не стало вашей миссией, так как вы можете легко превратиться в то, с чем боретесь. Борьба с неосознанностью затянет вас в ещё большую неосознанность. Победить неосознанность и дисфункциональное эгоическое поведение путём атаки невозможно. Даже если вам удастся победить соперника, неосознанность просто-напросто переместится в вас или же ваш соперник явится перед вами в новом обличье. То, с чем вы боретесь, всегда усиливается, а то, чему сопротивляетесь, въедается глубже.

В наши дни можно часто услышать выражения со словом «война»: война с тем-то или с тем-то, — и каждый раз, когда я его слышу, я знаю, что она будет проиграна. Война с наркотиками, война с преступностью, война с терроризмом, война с раком, война с бедностью и так далее. Так, несмотря на войну с преступностью и наркотиками, число преступлений и правонарушений, связанных с употреблением наркотиков, в последние двадцать пять лет заметно увеличилось. Количество заключённых в тюрьмах США выросло с почти 300 000 в 1980 году до ошеломляющей цифры 2,1 миллиона в 2004-м[1]. Война с болезнями дала нам, помимо всего прочего, антибиотики. Вначале они были невероятно эффективны, и казалось, что с их помощью мы можем выиграть войну с инфекционными болезнями. Но сегодня многие специалисты сходятся во мнении, что широкое и бездумное использование антибиотиков стало бомбой замедленного действия и что устойчивые к антибиотикам штаммы бактерий, так называемые супербактерии, скорее всего, вызовут повторное появление тех же болезней, а возможно, и эпидемий. Согласно Журналу Американской медицинской ассоциации (Journal of the American Medical Association), лечение методами обычной медицины — главная причина смертности в США после сердечно-сосудистых заболеваний и рака. Гомеопатия и китайская медицина — это лишь два примера альтернативных подходов к лечению, которые не сражаются с болезнью как с врагом и поэтому не создают новых болезней.

Война — это состояние ума, и все порождаемые ею действия либо усиливают врага — мнимое зло — либо, в случае победы, создают нового врага — новое зло — такое же, а

---

[1] U.S. Department of Justice, Bureau of Justice Statistics, Prison Statistics, June, 2004 (Департамент юстиции США, Бюро судебной статистики, Тюремная статистика, июнь 2004 г.).

часто и худшее, чем то, которое удалось победить. Между состоянием сознания и внешней реальностью существует глубокая взаимосвязь. Когда вы зажаты в тисках такой ментальной установки, как «война», ваше восприятие становится крайне избирательным и искажённым. Иными словами, вы будете видеть лишь то, что хотите видеть, а после ложно истолковывать увиденное. Можно себе представить, какие действия породит такая система бреда. Можно и не представлять, а просто посмотреть по телевизору вечерний выпуск новостей.

Осознайте, что такое эго: коллективная дисфункция, безумие человеческого разума. Осознав его природу, вы перестанете усматривать в нём чью-то личностную сущность. Как только вы поймёте, что такое эго, вам станет куда легче на него не реагировать. Вы перестанете считать его чем-то личным. Прекратятся жалобы, обвинения, негодование и поиск виноватых. Никто ни в чём не виноват. Это просто чьё-то эго, вот и всё. Когда вы осознаете, что все люди страдают одной и той же болезнью ума — просто у одних она протекает тяжелее, чем у других, — к вам придёт сострадание. Вы перестанете усугублять драму, присутствующую во всех эгоических отношениях. А что питает эту драму? Реактивность. На её почве эго расцветает.

ЧЕГО ВЫ ХОТИТЕ: ПОКОЯ ИЛИ ДРАМЫ?

Вы хотите покоя. Нет никого, кто бы его не хотел. Однако в вас есть и что-то ещё, что хочет драмы и конфликта.

Возможно, в данный момент вы этого не чувствуете. Возможно, вам нужно подождать, чтобы какая-то ситуация или даже просто мысль спровоцировала вашу реакцию, — как когда вас в чём-то обвиняют, не замечают вас, вторгаются на вашу территорию, сомневаются в правильности ваших действий, или если возникают споры о деньгах... Можете ли вы тогда почувствовать, как вас захлёстывает гигантская волна какой-то силы — страх, возможно, прячущийся под маской гнева или враждебности? Слышите ли вы, как ваш голос становится резким и пронзительным или делается на пару октав ниже? Осознаёте ли вы, как ваш ум бросается защищать свою позицию, оправдывать, нападать или обвинять? Иными словами, можете ли вы пробудиться в этот момент от неосознанности? Можете ли почувствовать в себе то, что находится в состоянии войны, что чувствует угрозу и стремится выжить любой ценой, что нуждается в драме, чтобы отстаивать своё отождествление с ролью победителя в этой театральной постановке? Чувствуете ли вы, что в вас есть что-то, для чего своя правота важнее, чем покой?

ЗА ПРЕДЕЛАМИ ЭГО: ВАША ИСТИННАЯ СУТЬ

Когда эго находится в состоянии войны, знайте, что это всего лишь иллюзия, борющаяся за своё выживание. Эта иллюзия полагает, что она — это вы. *Быть* во всём этом в качестве свидетельствующего Присутствия поначалу нелегко, особенно если эго действует в режиме борьбы за выживание или если активировалась какая-то эмоциональная схема из прошлого. Однако стоит вам раз почувствовать это состояние, как сила вашего Присутствия станет расти, а хватка эго ослабеет. В вашу жизнь войдёт сила, которая куда больше эго, куда больше ума. Чтобы освободиться от эго, нужно просто осознать его, так как осознанность и эго несовместимы. Осознанность — это сила, скрытая в настоящем моменте. Поэтому её также можно назвать Присутствием. Конечная цель человеческого существования, а стало быть, и ваша цель заключается в том, чтобы привнести эту силу в мир. Потому-то освобождение от эго нельзя сделать целью, которая будет достигнута в какой-то момент в будущем. Только Присутствие может освободить вас от эго, а присутствовать можно только сейчас, а не вчера и не завтра. Только Присутствие может растворить в вас прошлое и тем самым трансформировать ваше состояние сознания.

Что такое духовное осознание? Вера в то, что вы — дух? Нет, это мысль. Она чуть ближе к истине, чем мысль, которая думает, что вы — это то, что записано в вашем свидетельстве о рождении, но всё же это мысль. Духовное осознание — это когда вы ясно видите: то, что я воспринимаю, переживаю, думаю или чувствую, в конечном итоге не есть я — я не могу найти себя в вещах, которые без конца от нас уходят. Похоже, Будда был первым, кто увидел это со всей ясностью, поэтому *анатта* (отсутствие «я») стала одним из центральных пунктов его учения. И когда Иисус сказал:

«Отвергнись себя», он имел в виду: отвергни (и тем самым разрушь) иллюзию своего «я». Если бы «я» — эго — действительно было тем, кто я есть, то «отрекаться» от него было бы абсурдно.

И остаётся только свет сознания, в котором ощущения, переживания, мысли и чувства появляются и исчезают. Это Бытие. Это глубинное, истинное «я». Когда я осознаю себя всем этим, всё, что происходит в моей жизни, имеет уже не абсолютную, а только относительную значимость. Я отдаю должное всему происходящему, но оно теряет свою абсолютную серьёзность, свою весомость. В конечном счёте важно лишь одно: могу ли я постоянно чувствовать где-то на заднем плане свою сущностную Бытийность, своё «я есть»? Точнее, могу ли я чувствовать то «я есть», которое «я есть» в этот самый момент? Могу ли я чувствовать своё сущностное «я» как самоё сознание? Или же я теряюсь в том, что происходит, теряюсь в уме, в мире?

ВСЕ КОНСТРУКЦИИ НЕУСТОЙЧИВЫ

Какую бы форму ни принимала неосознанность, которая движет эго, она стремится усилить образ того, кем я себя считаю, — фантомного «я», которое появилось, когда мысль — великое благо и великое проклятие — стала захватывать власть и заслонять простую, но глубокую радость связи с Бытием, Источником, Богом. Как бы эго себя ни вело, скрытая движущая сила здесь всегда одна и та же —

это потребность выделиться, быть особенным, владеть ситуацией; стремление к власти, жажда внимания, жажда большего и, конечно, потребность ощущать свою отдельность, то есть потребность в соперниках, врагах.

Эго всегда чего-то хочет от других людей и ситуаций. У него всегда есть скрытые мотивы, ощущение, что «этого мало», ощущение недостаточности или нехватки, которое нужно восполнить. Оно использует людей и ситуации для получения желаемого, но, даже добившись успеха, оно никогда не удовлетворяется надолго. Часто эго не может достичь своих целей, и в большинстве случаев пропасть между тем, что «я хочу», и тем, «что есть», становится источником постоянных мук и огорчений. Знаменитый и теперь уже классический поп-хит «I Can't Get No Satisfaction» («Я не могу получить Удовлетворение»)[1] — это песня эго. Движущей эмоцией, управляющей всеми действиями эго, является страх. Страх быть никем, страх небытия, страх смерти. В конечном счёте все действия эго направлены на устранение этого страха. Но максимум, на что оно способно, — это на время приглушить его интимными отношениями, новым приобретением, тем или иным успехом. Иллюзия никогда вас не удовлетворит. Только истина касательно того, кто вы есть, даст вам — если её осознать — свободу.

Почему возникает страх? Потому что эго возникает вследствие отождествления с формой, и глубоко внутри

---

[1] Знаменитая песня группы «Роллинг Стоунз», впервые прозвучавшая в 1965 г. и ставшая их «визитной карточкой».

оно знает, что все формы непостоянны, что все они преходящи. Поэтому, даже если внешне эго выглядит уверенным, его всегда преследует ощущение небезопасности.

Как-то раз мы с другом гуляли по прекрасному заповеднику вблизи Малибу в Калифорнии и наткнулись на развалины сельского дома, разрушенного пожаром несколько десятилетий назад. Подойдя к строению, заросшему деревьями и пышной растительностью, мы увидели рядом с тропинкой табличку, установленную администрацией заповедника: «ОПАСНО. ВСЕ КОНСТРУКЦИИ НЕУСТОЙЧИВЫ». Я сказал своему другу: «Это глубокая сутра (священное писание)». Мы стояли потрясённые. Как только вы понимаете и принимаете, что любые конструкции (формы) неустойчивы, даже если они материальные и с виду очень прочные, в вас рождается покой. Потому что увидеть непостоянство всех форм — значит пробудиться и осознать внутри себя измерение бесформенного, которое неподвластно смерти. Иисус называл его «вечной жизнью».

ПОТРЕБНОСТЬ ЭГО В ЧУВСТВЕ ПРЕВОСХОДСТВА

Есть много тонких и едва уловимых форм эго, которые можно увидеть в других людях и, что самое главное, в себе. Помните, что в момент, когда вы осознаёте в себе эго — это зарождающееся осознание и есть вы сами за пределами эго — ваше глубинное «я». Уже само распознание ложного есть рождение истинного.

Например, вы хотите рассказать кому-то о случившемся: «Угадай, что произошло! Ах, ты ещё не знаешь? Сейчас расскажу». Если вы достаточно внимательны и достаточно присутствуете в моменте, то сможете уловить в себе краткий проблеск удовлетворения, возникающий прямо перед тем, как вы сообщите свою новость, пусть даже плохую. Это происходит потому, что в глазах эго равновесие между вами и другим человеком на мгновение нарушается в вашу пользу. В этот миг вы знаете *больше,* чем другой. Удовлетворение, которое вы испытываете, — это удовлетворение эго, а проистекает оно из усиления вашего самоощущения в сравнении с другим человеком. Даже если он папа римский или президент, в этот момент вы чувствуете своё превосходство, потому что знаете *больше.* Отчасти именно поэтому многие люди не могут жить без сплетен. К тому же сплетни часто содержат элемент злостной критики и осуждения других, что также усиливает эго через подспудное, но мнимое моральное превосходство, возникающее при любом негативном высказывании в чей-то адрес.

Если кто-то имеет больше, знает больше или может сделать больше, чем я, эго чувствует в этом угрозу, так как чувство «меньше» ослабляет его мнимое самоощущение по сравнению с самоощущением окружающих. Тогда, чтобы выровнять положение, оно может попытаться как-то раскритиковать, принизить или приуменьшить ценность имущества, знаний или способностей другого человека. Или эго может сменить стратегию и, вместо того чтобы соперничать с другим человеком, постарается возвыситься через свою связь с этим человеком, если тот в глазах других имеет вес.

ЭГО И СЛАВА

Хорошо известная склонность «бросаться именами» — как бы невзначай упоминать известных людей, которых вы знаете, — является частью стратегии эго по самовозвышению в глазах других, а стало быть, и в своих собственных, через связь с кем-то «важным». Проклятие мирской славы в том, что человека внутри вас полностью заслоняет коллективный мысленный образ. Большинство людей, с которыми вы встречаетесь, стремятся укрепить своё «я» — свой мысленный образ — через связь с вами. Сами они могут даже не догадываться, что их интересуете совсем не вы, а лишь укрепление своего, в конечном счёте мнимого самоощущения. Они верят, что через вас могут стать больше. Они ищут в вас то, что поможет им обрести полноту и завершённость, а точнее, хотят отождествиться с образом знаменитого человека, существующим у них в уме, с коллективным концептуальным личностным образом гигантского масштаба.

Абсурдное завышение ценности славы — это лишь одно из многих проявлений эгоического безумия в нашем мире. Некоторые знаменитые люди совершают ту же ошибку — они отождествляются с коллективным вымыслом, со своим образом, сотворённым людьми и средствами массовой информации, и действительно начинают ставить себя выше простых смертных. В результате они испытывают всё большее отчуждение от самих себя и от других людей, чувствуют себя всё более несчастными, всё более зависимыми от своей популярности. Окружённые лишь теми, кто питает их раздутое самомнение, они уже не могут иметь настоящие человеческие отношения.

Альберт Эйнштейн, которым восхищались как чуть ли не сверхчеловеком и которому суждено было стать одним из самых известных людей планеты, никогда не отождествлял себя с образом, который создал из него коллективный ум. Он оставался скромным, свободным от эго. Он даже говорил о «гротескном противоречии между тем, что люди считают моими способностями и достижениями, и тем, кто я есть на самом деле и каковы мои реальные способности»[1].

Вот почему знаменитостям трудно иметь настоящие человеческие отношения. Ведь настоящие отношения подразумевают свободу от диктата эго, которое постоянно плодит образы и ищет свою выгоду. В настоящих человеческих отношениях обязательно есть поток открытого чуткого внимания к другому человеку. И в этом потоке нет никакого желания. Это чуткое бодрствующее внимание и есть Присутствие. Оно является необходимым условием истинных человеческих отношений. Эго всегда либо чего-то хочет, либо, если считает, что с вас нечего взять,

1   Einstein, Albert. Mein Weltbild, 25th edition (Frankfurt: Ullstein Verlag, 1993), 42. Translation by Eckhart Tolle (Альберт Эйнштейн. Моё мировоззрение).

чувствует полное безразличие: ему до вас нет дела. Соответственно существуют три основных состояния эгоических взаимоотношений: когда я что-то хочу, когда мне не удаётся получить то, что я хочу (отсюда гнев, возмущение, обвинения, жалобы), и когда мне всё безразлично.

ГЛАВА ЧЕТВЁРТАЯ

☙

Ролевые игры: многоликость эго

Эго, которому что-то нужно от другого — а какому эго ничего не нужно от другого? — обычно начинает играть какую-то роль, чтобы удовлетворить свои «потребности», будь то материальная выгода, ощущение власти, превосходства или собственной необыкновенности, или же некий вид физического или психологического удовлетворения. Обычно люди совершенно не осознают, что играют роли. Ведь они и *есть* эти роли. Роли бывают тонкие, а бывают совершенно очевидные для всех, кроме тех, кто их играет. Некоторые роли просто нужны, чтобы привлечь чьё-то внимание. Эго питается вниманием других людей, так как по сути это вид психической энергии. Эго не знает, что источник всей энергии находится внутри вас, поэтому ищет его во внешнем мире. Но оно ищет вовсе не бесформенного внимания, каким является Присутствие, а внимания, выраженного в какой-то *форме*, например, в форме признания, похвалы и восхищения — или же оно просто хочет, чтобы его заметили, признали его существование.

Застенчивый человек, боящийся привлечь к себе внимание, не свободен от эго. Его эго раздвоено — оно и хочет, и боится внимания людей. Его пугает то, что это внимание может принять форму неодобрения или критики и, соответственно, ослабить его самоощущение, вместо того чтобы его усиливать. Поэтому у застенчивого человека страх внимания сильнее, чем потребность во внимании. Застенчивость часто сопровождается преимущественно негативным взглядом на себя, убеждённостью в своей неадекватности. Любое концептуальное самоощущение — когда я вижу себя таким или сяким — это эго, не важно, положительно это самоощущение (я самый-самый) или отрицательно (я никуда не гожусь). За каждым положительным взглядом на себя скрывается страх того, что я недостаточно хорош. За каждым отрицательным — желание быть самым-самым или лучше других. У уверенного в себе эго за чувством превосходства и постоянной в нём потребности таится бессознательный страх неполноценности. И наоборот, у застенчивого эго, ощущающего свою неадекватность и ущербность в сравнении с другими, есть сильное скрытое стремление к превосходству. У многих людей чувства неполноценности и превосходства без конца перемежаются в зависимости от ситуаций или людей, с которыми они сталкиваются. Поэтому всё, что вам надо знать и уметь в себе видеть, сводится к следующему: каждый раз, когда вы чувствуете себя выше или ниже кого-то, в вас говорит эго.

ЗЛОДЕЙ, ЖЕРТВА, ЛЮБОВНИК

Некоторые эго, если они не могут добиться похвалы или восхищения, стараются привлечь к себе внимание иначе, играя разные роли. Если им не удаётся привлечь положительное внимание, они могут добиваться негативного внимания, к примеру, провоцируя в ком-то негативную реакцию. Так делают некоторые дети: чтобы привлечь внимание, они плохо себя ведут. Желание играть негативные роли становится особенно явным, когда эго усиливается активным болевым телом, т. е. эмоциональной болью из прошлого, стремящейся возродиться через новую боль. В поисках известности некоторые эго идут на преступления. Они стараются привлечь к себе внимание с помощью дурной славы и осуждения со стороны других людей. Они будто говорят: «Пожалуйста, скажите, что я не пустое место». Такие патологические формы эго являются всего лишь крайними формами обычных эго.

Одна из широко распространённых ролей эго — это роль жертвы, которая ищет внимания в форме сочувствия, жалости или интереса других людей к *моим* проблемам, ко мне и моей истории. Восприятие себя как жертвы входит во многие эгоические схемы поведения, такие как потребность жаловаться, обижаться, оскорбляться и т. д. И раз уж я отождествился с историей, в которой отвёл себе роль жертвы, то, конечно, не захочу, чтобы эта история кончалась. Как знает каждый терапевт, эго не хочет, чтобы его «проблемы» когда-нибудь иссякли, потому что это часть его личности. Если никто не хочет слушать мою грустную историю, я буду мысленно рассказывать её себе, чтобы жалеть себя и отождествляться с образом человека, к которому жизнь, другие люди, судьба или Бог несправедливы. Это делает мой образ более чётким, я кем-то становлюсь, а эго только этого и нужно.

На ранних стадиях многих так называемых романтических отношений ролевые игры — вполне обычное явление, использующееся для привлечения и удержания того, в ком эго видит человека, который может сделать меня счастливым, дать мне почувствовать себя особенным и удовлетворить мои потребности: «Я сыграю роль того, кем ты хочешь видеть меня, а ты сыграешь роль того, кем я хочу видеть тебя». Таково негласное и неосознаваемое соглашение. Но ролевые игры — это тяжкий труд, поэтому такие роли нельзя играть бесконечно, особенно когда вы начинаете вместе жить. Когда ролевые маски спадают, что вы видите? К сожалению, в большинстве случаев не подлинную сущность этого человека, а то, что скрывает эту сущность: обнажённое эго, не прикрытое никакими ролями, со своим болевым телом и неудовлетворённым желанием, теперь переходящим в гнев, который, скорее всего, будет направлен на мужа, жену или близкого человека, не сумевших искоренить глубинный страх и чувство недостаточности, являющиеся неотъемлемой частью эгоического самоощущения.

То, что обычно называют «влюблённостью», чаще всего представляет собой усиление эгоического стремления хотеть и требовать. Вы привязываетесь к другому человеку, а точнее, к созданному вами образу этого человека, как к наркотику. Это не имеет никакого отношения к настоящей любви, свободной от всякого хотения. Испанский язык — самый честный в том, что касается обычного понятия любви: *te quiero* означает «я хочу тебя», а также «я люблю тебя». Есть и другое, лишённое двусмысленности, выражение для «я люблю тебя» — *te amo*, но используется оно редко. Возможно, потому, что настоящая любовь встречается столь же редко.

ПЕРЕСТАНЬТЕ ДАВАТЬ СЕБЕ ОПРЕДЕЛЕНИЯ

По мере развития племенных культур и превращения их в древние цивилизации на определённых людей стали возлагаться определённые функции: правитель, жрец или жрица, воин, фермер, торговец, ремесленник, земледелец и т. д. Возникла классовая система. Ваша функция, которая в большинстве случаев была предопределена с рождения, обусловливала вашу личность и определяла вас в глазах других и в ваших собственных. Ваша функция становилась ролью, но не осознавалась вами как роль: это то, чем вы были или чем себя мыслили. В то время лишь редкие люди, такие как Будда или Иисус, понимали, что в конечном счёте каста или социальный класс совершенно неважны, что это отождествление с формой, и что отождествление с обусловленным и преходящим заслоняет свет безусловного и вечного, сияющий в каждом человеке.

В современном мире социальные структуры уже не такие жёсткие и чётко очерченные, как раньше. Хотя большинство людей по-прежнему обусловлены своим окружением, их функция вкупе с личностным образом уже не предопределена. Напротив, в современном мире всё больше и больше людей не могут понять, где их место, какова их цель и даже кто они.

Когда люди говорят мне: «Я больше не знаю, кто я», я обычно поздравляю их. Они растерянно смотрят на меня и спрашивают: «Вы хотите сказать, что вконец запутаться — это хорошо?» Я прошу их разобраться. Что значит запутаться? «Я не знаю» — не значит, что я запутался. Запутаться — это когда «я не знаю, но мне нужно знать» или «я не знаю, но я должен знать». Можете ли вы расстаться с убеждением, что вам нужно или обязательно знать, кто вы есть? Другими словами, можете ли вы перестать искать своё самоощущение с помощью концептуальных определений? Можете ли перестать искать свой личностный образ с помощью *мысли*? Когда вы перестаёте держаться за убеждение, что вам нужно или обязательно знать, кто вы есть, что происходит с вашей путаницей? Она вдруг уходит. Когда вы полностью приемлете своё незнание, вы входите в состояние ясности и покоя, которое несравненно ближе к тому, кто вы есть, чем любая мысль. Определять себя с помощью мысли — значит ограничивать себя.

ЗАДАННЫЕ РОЛИ

Конечно, в этом мире разные люди выполняют разные функции. Иначе и быть не может, потому что по своим интеллектуальным или физическим способностям — знаниям, умениям, талантам и энергетическим уровням — люди сильно отличаются друг от друга. По-настоящему важно не то, какую функцию вы выполняете, а то, отождествляетесь ли вы с ней до такой степени, что она полностью завладевает вами и становится вашей ролью. Играя роли, вы пребываете в неосознанности. Когда вы ловите себя на том, что играете роль, это осознание создаёт просвет между вами и ролью. Это начало свободы от роли. При полном отождествлении с ролью вы путаете некую схему поведения с тем, кто вы есть, и относитесь к себе очень серьёзно. Кроме того, вы автоматически наделяете других людей ролями, соответствующими вашей собственной. Например, когда вы приходите к врачу, полностью отождествлённому со своей ролью, он видит в вас не человека, а пациента или историю болезни.

Хотя социальные структуры в современном мире не такие жёсткие, как в древних культурах, сегодня всё ещё существует множество заранее заданных функций или ролей, с которыми люди охотно отождествляются и которые таким образом становятся частью их эго. Из-за этого человеческие отношения теряют свою подлинность, в них появляется отчуждённость. Эти заданные роли могут как-то тешить ваше самовосприятие, но, в конце концов, вы в них теряетесь. Функции людей в иерархических организациях, таких как армия, церковь, правительственные учреждения или крупные корпорации, легко становятся ролевыми отождествлениями. Когда вы теряетесь в собственной роли, подлинное взаимодействие с другими людьми становится невозможным.

Некоторые заданные роли можно назвать социальными архетипами. Вот лишь несколько примеров: домохозяйка, принадлежащая к среднему классу (этот архетип встречается реже, чем раньше, но всё ещё широко распространён); крутой мужчина-мачо; женщина-соблазнительница; художник-нонконформист; человек «культуры», демонстрирующий свои познания в литературе, изящных искусствах и музыке точно так же, как другие могут демонстрировать дорогое платье или автомобиль (эта роль широко распространена в Европе). И наконец, универсальная роль взрослого. Играя эту роль, вы относитесь к себе и к жизни очень серьёзно. Спонтанности, внутренней лёгкости и радости нет места в этой роли.

Движение хиппи, зародившееся в 1960-х годах на западном побережье Соединённых Штатов и затем распространившееся по всему западному миру, возникло вследствие неприятия многими молодыми людьми социальных архетипов, ролей и заданных схем поведения, а также социально-экономических структур, укоренённых в эго. Они отказывались играть роли, которые им пытались навязать родители и общество. Знаменательно, что всё это совпало по времени с ужасами вьетнамской войны, в которой погибло более 57 тысяч молодых американцев и 3 миллиона вьетнамцев и которая со всей очевидностью показала всем безумие системы и лежащего в её основе состояния ума. Если в 1950-е годы образ мыслей и поведения большинства американцев отличался крайним конформизмом, в 1960-е миллионы людей стали разотождествляться со своей коллективной концептуальной личностью, так как безумие коллективного стало совершенно очевидным. Движение хиппи представляло собой ослабление прежде жёстких эгоических структур в психике человечества. Само движение деградировало и угасло, но оно приоткрыло некую дверь — и не только в тех, кто в нём участвовал, — что позволило древней восточной мудрости и духовности устремиться на Запад и сыграть существенную роль в пробуждении глобального сознания.

ВРЕМЕННЫЕ РОЛИ

Если степень вашей пробуждённости и осознанности достаточна, чтобы видеть, как вы взаимодействуете с другими людьми, вы можете заметить тонкие изменения в своей речи, поведении и отношении ко многим вещам в зависимости от того, с кем вы общаетесь. Поначалу это будет легче увидеть в других, но затем вы сможете обнаружить это и в себе. То, как вы разговариваете с президентом компании, может едва заметно отличаться от того, как вы разговариваете с дворником. То, как вы разговариваете с ребёнком, может отличаться от того, как вы разговариваете со взрослым. Почему? А потому, что вы играете роли. Вы не являетесь самим собой, с кем бы вы ни разговаривали, будь то президент компании, ребёнок или дворник. Когда вы заходите в магазин за какой-то покупкой, входите в ресторан, банк или почтовое отделение, вы можете заметить, что машинально начинаете играть определённые социальные роли. Вы становитесь клиентом и говорите и действуете как клиент. И продавец или официант, которые также играют роль, могут обращаться с вами как с клиентом. При взаимодействии двух людей активируется целый ряд обусловленных моделей поведения, определяющих характер этого взаимодействия. В отношения вступают не люди, а концептуальные умственные образы. И чем больше люди отождествляются со своими ролями, тем неестественнее их отношения.

У вас есть мысленный образ не только другого человека, но и самого себя, особенно по отношению к человеку, с которым вы общаетесь. Поэтому *вы* с ним вообще не общаетесь: тот, кем вы себя считаете, общается с тем, кем вы считаете его, и наоборот. Концептуальный образ вас самих, созданный вашим умом, общается со своим же творением — концептуальным образом, которым он подменил другого человека. Ум другого человека, скорее всего, сделал то же самое, поэтому эгоическое взаимодействие между двумя людьми — это взаимодействие между четырьмя концептуальными и в конечном счёте вымышленными личностями, сотворёнными вашим умом. Неудивительно, что в человеческих отношениях так много конфликтов. Истинных отношений просто нет.

МОНАХ С ПОТНЫМИ ЛАДОНЯМИ

Монах по имени Касан — учитель дзен — должен был совершать службу на похоронах знаменитого аристократа.

Ожидая прибытия губернатора провинции и других дам и господ, он заметил, что у него вспотели ладони.

На следующий день он созвал своих учеников и признался им, что ещё не готов быть настоящим учителем. Он объяснил им, что ещё не может одинаково вести себя со всеми людьми, будь то нищий или король. Он ещё не готов видеть за социальными ролями и концептуальными образами личности любого человека одну и ту же природу бытия. Он покинул обитель и стал учеником другого мастера. А через восемь лет вернулся к своим бывшим ученикам просветлённым.

СЧАСТЬЕ КАК РОЛЬ В СРАВНЕНИИ С ИСТИННЫМ СЧАСТЬЕМ

«Как дела?» — «Прекрасно, лучше не бывает». Правда это или ложь?

Очень часто счастье — это роль, которую люди играют, и за улыбчивым фасадом таится море боли. Депрессия, нервные срывы, неадекватные реакции — всё это вполне обычное явление, когда за дружелюбным видом и белозубой улыбкой скрывается ощущение глубокого несчастья, которое, однако, порой отрицается даже перед самим собой.

«Прекрасно!» — эту роль эго играет в Америке чаще, чем в других странах, где быть и выглядеть несчастным почти нормально и поэтому социально более приемлемо.

Возможно, это преувеличение, но мне рассказывали, что в столице одной из северных стран вас могут арестовать за нетрезвое поведение, если вы будете улыбаться на улице незнакомым людям.

Если вы чувствуете себя несчастным, то прежде всего нужно себе в этом признаться. Только не говорите: «Я несчастен». Ощущение себя несчастным не имеет ничего общего с тем, кто вы есть. Скажите: «Во мне есть ощущение, что я несчастен». А затем исследуйте его. Возможно, оно связано с ситуацией, в которой вы находитесь. Возможно, нужно предпринять какое-то действие, чтобы изменить эту ситуацию или выйти из неё. Если же ничего нельзя сделать, повернитесь к ней лицом и скажите: «Что ж, сейчас всё обстоит именно так. Я могу либо принять это, либо чувствовать себя несчастным». Первопричиной неудовлетворённости собой и жизнью никогда не бывает сама ситуация — это всегда ваши мысли о ней. Осознайте свои мысли. Отделите их от ситуации, которая всегда нейтральна, всегда такая, какая есть. Вот ситуация или факт, а вот мои мысли о них. Перестаньте выдумывать истории и придерживайтесь фактов. Например, «я разорён» — это история. Она ограничивает вас и мешает эффективно действовать. «На моём банковском счёте осталось пятьдесят центов» — это факт. Смотрите фактам в лицо — и к вам придёт сила. Осознайте, что ваши мысли во многом создают переживаемые вами эмоции. Перестаньте быть своими мыслями и эмоциями и будьте стоящей за ними осознанностью.

Не ищите счастья. Если вы будете его искать, то никогда не найдёте, потому что поиск — это противоположность счастья. Счастье неуловимо, но освободиться от ощущения, что вы несчастны, можно прямо сейчас. Нужно только повернуться лицом к тому, что есть, вместо того чтобы сочинять истории по этому поводу. Ощущение несчастья заслоняет собой естественное состояние благополучия и внутреннего покоя — источник истинного счастья.

РОДИТЕЛИ: РОЛЬ ИЛИ ФУНКЦИЯ?

Разговаривая со своими детьми, многие взрослые играют роли. Они используют дурацкие звуки и словечки. Они относятся к ребёнку снисходительно, а не как к равному. Тот факт, что вы пока что больше знаете или что вы выше ростом, не означает, что вы с ребёнком не равны. Большинство взрослых в какой-то момент своей жизни становятся родителями. Быть отцом или матерью — это одна из самых распространённых ролей. Кардинальный вопрос заключается в следующем: можете ли вы выполнять функцию родителя — и делать это хорошо, — не отождествляясь с ней, то есть не превращая её в роль? Важная часть родительской функции заключается в том, чтобы обеспечивать потребности ребёнка, оберегать его от опасности и время от времени говорить ему, что делать, а чего не делать. Однако когда вы отождествляетесь с функцией родителя, когда ваше самоощущение целиком или во многом проистекает из неё, тогда эта функция легко может стать гипертрофированной, а внимание к ней — чрезмерным, и она полностью завладеет вами. Удовлетворение детских потребностей становится избыточным и превращается в баловство; стремление оградить детей от опасностей превращается в излишнюю опеку, мешающую им познавать мир и приобретать свой собственный опыт, что им крайне необходимо. Разъяснения касательно того, что нужно делать детям, а что — нет, приобретают форму жёсткого контроля и давления.

Более того, отождествлённость с ролью родителя сохраняется и когда потребность в данных функциях уже давно отпала. Часто родители не могут перестать быть родителями, даже когда их ребёнок становится взрослым. Они не могут расстаться с потребностью в том, чтобы дети в них нуждались. Даже когда взрослому ребёнку уже сорок, родители не могут освободиться от мысли «я лучше знаю, что для тебя хорошо». Они продолжают непроизвольно играть роль родителей, и настоящие человеческие отношения оказываются невозможными. Родители определяют себя через эту роль и бессознательно боятся потерять своё «я», если они перестанут быть родителями. Если же их желание контролировать своего взрослого ребёнка или влиять на его поступки встречает противодействие — как это обычно и бывает, — они начинают его критиковать и выражать своё неодобрение или же пытаются вызвать у ребёнка чувство вины в бессознательной попытке сохранить свою роль и образ своей личности. Внешне это выглядит так, будто они проявляют заботу о ребёнке, — и они сами в это верят. Но в действительности они озабочены лишь сохранением своего ролевого отождествления. Все эгоические мотивации сводятся к самовозвышению и собственной выгоде, порой тонко замаскированным даже от того, в ком говорит и действует эго.

Мать или отец, отождествляющиеся с ролью родителей, также могут пытаться использовать детей для обретения большей целостности, направляя на них потребность эго манипулировать другими людьми, чтобы восполнить чувство недостаточности, которое оно непрерывно испытывает. Если бы преимущественно бессознательные установки и мотивации, лежащие в основе непреодолимого желания родителей манипулировать своими детьми, были осознаны и озвучены, то, скорее всего, они бы частично или полностью включали в себя следующее: «Я хочу, чтобы ты достиг того, чего не удалось достичь мне; я хочу, чтобы ты стал кем-то в этом мире, чтобы благодаря тебе и я кем-то стал. Не разочаруй меня! Я стольким ради тебя пожертвовал. Цель моего недовольства — заставить тебя почувствовать себя настолько виноватым, чтобы ты наконец подчинился моим желаниям. Что и говорить: я лучше знаю, что тебе нужно. Я люблю тебя и буду продолжать любить, если ты будешь делать то, что, по моему убеждению, для тебя правильно».

Осознание подобных бессознательных мотиваций делает очевидной их абсурдность. Стоящее за ними эго — равно как и его дисфункция — становится видимым. Некоторые родители, с которыми я разговаривал, вдруг понимали: «Боже, неужели я всё это делаю?» Как только вы начинаете осознавать, что вы делаете или делали, тщетность этой тактики становится очевидной, и данная бессознательная модель поведения отмирает сама собой. Осознанность — величайший двигатель перемен.

Если ваши родители ведут себя подобным образом, не говорите им, что они страдают неосознанностью и находятся в плену эго. Скорее всего, это ещё больше усугубит их неосознанность, потому что эго станет защищаться. Поэтому достаточно просто увидеть, что всё это — эго, а не их истинная суть. Даже самые глубоко укоренившиеся эгоические модели поведения иногда распадаются почти чудесным образом, если не оказывать им внутреннего сопротивления. Сопротивление лишь придаёт им сил. Но даже если они не распадутся, вы сможете принимать поведение своих родителей с состраданием, без необходимости реагировать на него, то есть не персонифицируя его.

Осознайте также ваши собственные бессознательные предположения, лежащие в основе ваших старых поведенческих реакций. «Родители должны одобрять то, что я делаю. Они должны понимать меня и принимать таким, какой я есть». В самом деле? А почему? В действительности они не делают этого просто потому, что не могут. Их развивающееся сознание ещё не совершило квантового скачка к осознанности. Они ещё не могут разотождествиться со своей ролью. «Да, но я не могу чувствовать себя счастливым и быть довольным тем, какой я есть, пока не получу их одобрения и понимания». В самом деле? А влияет ли их одобрение и понимание на то, какой вы есть? Все эти неисследованные предположения вызывают массу негативных эмоций и лишних страданий.

Будьте бдительны. Не являются ли некоторые мысли,

возникающие у вас в уме, голосом вашего отца или матери, который вы превратили в свой собственный и который говорит примерно следующее: «Ты бездарь. Ничего путного из тебя не выйдет», — или же озвучивает какое-то другое суждение или умственную позицию? Если в вас есть осознанность, вы сможете понять, что этот голос в вашей голове — всего лишь старая, обусловленная прошлым мысль. Если в вас есть осознанность, вам уже не нужно верить каждой мысли, которая приходит вам в голову. Это просто старая мысль, вот и всё. Осознанность — это Присутствие, и только Присутствие может растворить в вас бессознательное прошлое.

«Если вы считаете себя таким уж просветлённым, — сказал Рам Дас, — попробуйте провести неделю со своими родителями». Хороший совет. Отношения с родителями не только закладывают основу всех ваших будущих отношений с людьми, но и являются хорошей проверкой степени вашего Присутствия.

Чем больше в ваших отношениях общего прошлого, тем выше должна быть степень вашего Присутствия; иначе вы будете вынуждены переживать это прошлое снова и снова.

ОСОЗНАННОЕ СТРАДАНИЕ

Если у вас есть маленькие дети, помогайте им, направляйте их, защищайте их, как только можете, но, главное, дайте им свободное пространство — пространство быть.

Они приходят в этот мир благодаря вам, но они не «ваши». Убеждение «я знаю, что для тебя лучше», может быть верным, когда они совсем маленькие, но чем старше они становятся, тем меньше в нём правды. Чем больше у вас ожиданий касательно того, как должна складываться их жизнь, тем больше вы погружены в свой ум, вместо того чтобы помогать им собственным присутствием. Они всё равно будут совершать ошибки и так или иначе страдать, как все люди. Впрочем, возможно, это будут ошибки только с вашей точки зрения. То, что вы считаете ошибкой, может оказаться как раз тем, что вашим детям нужно сделать или пережить. Помогайте им и направляйте их, насколько можете, но знайте, что иногда вам придётся позволять им делать ошибки, особенно когда они начнут взрослеть. Вам также придётся иногда позволять им страдать. Эти страдания могут сваливаться на них неожиданно, а могут быть следствием их собственных ошибок.

Как было бы здорово, если бы можно было полностью уберечь их от страданий! Но нет. Ведь тогда они не смогут развиться как люди и останутся поверхностными, отождествлёнными с внешней формой вещей. Страдание открывает в вас глубину. Парадокс же заключается в том, что страдание вызывается отождествлением с формой и в то же время разрушает его. Эго вызывает множество страданий, хотя, в конце концов, они же его и разрушают. Но лишь когда вы научаетесь страдать осознанно.

Человечеству суждено выйти за рамки страданий, но не так, как это видится эго. Один из многих ошибочных постулатов эго, одна из его многих бредовых идей состоит в том, что «я не заслужил таких страданий». Иногда эта мысль переносится на близкого вам человека: «Мой ребёнок не заслужил таких страданий». Сама эта мысль лежит в корне страдания. У страдания есть благородная цель: эволюция сознания и сжигание эго. Человек на кресте — это архетипический образ. Это каждый мужчина и каждая женщина. Пока вы сопротивляетесь страданию, процесс идёт медленно, потому что сопротивление порождает ещё больше эго, которое потом придётся сжигать. Когда же вы принимаете страдание, этот процесс ускоряется благодаря тому, что вы страдаете осознанно. Вы можете принять своё страдание или страдание кого-то ещё, к примеру, вашего ребёнка, отца или матери. Осознанное страдание несёт в себе преображение — огонь страдания становится светом сознания.

Эго говорит: «Я не заслуживаю таких страданий», и эта мысль заставляет вас страдать намного больше. Это искажение истины, а истина всегда парадоксальна. Она заключается в том, чтобы сказать страданию «да», прежде чем вы сможете его преодолеть.

ОСОЗНАННОЕ ВОСПИТАНИЕ ДЕТЕЙ

Многие дети таят в себе гнев и обиду на родителей, и часто причиной тому становится фальшь в отношениях между взрослыми и детьми. Ребёнок всей душой хочет, чтобы каждый из родителей был для него человеком, а не играл роль отца или матери, даже если он или она делают это очень добросовестно. Вы можете делать всё, что нужно, делать всё, что только можно, на благо своего ребёнка, но даже этого мало. *Просто делать – всегда мало, если вы забываете Быть.* Эго ничего не знает о Бытии и уверено, что в конечном счёте вы спасётесь через делание. Если вы зажаты в тисках эго, то верите, что, делая всё больше и больше, вы, в конце концов, накопите достаточно «деяний», и когда-то в будущем это даст вам чувство завершённости. И не надейтесь. Вы просто потеряетесь в делании. Целая цивилизация теряет себя в делании, не упроченном в Бытии и потому тщетном.

Как привнести Бытие в хлопотную семейную жизнь и в отношения со своим ребёнком? Секрет в том, чтобы уделять ребёнку внимание. Есть два вида внимания. Один вид внимания основан на форме. Другой вид — это бесформенное внимание. Внимание, основанное на форме, всегда так или иначе связано с действием или оценкой. «Ты сделал домашнее задание? Ешь обед. Убери свою комнату. Почисти зубы. Сделай то. Не делай этого. Не копайся, поторопись!»

Что ещё нам нужно сделать? Этот вопрос — довольно точное обобщение семейной жизни большинства людей. Внимание, основанное на форме, конечно, необходимо и должно иметь место, но если в ваших отношениях с ребёнком нет ничего другого, это говорит об отсутствии жизненно важного измерения, и тогда Бытие полностью заслоняется деланием или, как говорил Иисус, «мирскими заботами». Бесформенное же внимание неотделимо от Бытия. Каким образом?

Когда вы смотрите на своего ребёнка, слушаете его, прикасаетесь к нему или помогаете ему что-то делать, вы предельно внимательны и спокойны, полностью присутствуете в происходящем и не хотите ничего, кроме настоящего момента — такого, какой он есть. Тем самым вы создаёте пространство для Бытия. В этот момент, если вы в нём действительно присутствуете, вы не отец и не мать. Вы — предельное внимание, покой, Присутствие, которое слушает, смотрит, прикасается и даже говорит. Вы — Бытие в основе действия.

ПРИЗНАЙТЕ СВОЕГО РЕБЁНКА

Вы — человеческое существо[1]. Что это значит? Владеть жизнью — не значит управлять ею, а значит, найти равновесие между человеком и Бытием. Мать, отец, муж, жена, молодой, старый, роли, которые вы играете, функции, которые вы выполняете, и любые ваши действия — всё это принадлежит человеческому измерению. У него есть своё место, и его надо уважать, но только для полноценных, по-настоящему осмысленных отношений и такой же жизни этого недостаточно. Как бы вы ни старались и каких бы ни достигали высот, одного человеческого измерения недостаточно. Кроме этого есть ещё Бытие. Оно ощущается в покое и чутком присутствии самого Сознания — Созна-

---

[1] Автор обыгрывает английское словосочетание human being – «человеческое существо», где being также означает бытие. — *Прим. ред.)*

ния, которым вы являетесь. Человек — это форма. Бытие бесформенно. Человек и Бытие не разделены, а переплетены.

В человеческом измерении вы, бесспорно, превосходите своего ребёнка. Вы крупнее, сильнее, больше знаете, больше можете. Если вам знакомо только это измерение, вы будете чувствовать своё превосходство над ребёнком, пусть и неосознанно. И так же неосознанно вы будете заставлять его чувствовать себя ниже вас. Между вами и вашим ребёнком нет равенства, потому что в ваших отношениях есть только форма, а по форме вы, конечно, не равны. Вы можете любить своего ребёнка, но это будет всего лишь человеческая любовь — обусловленная, собственническая и периодическая. Вы равны только за пределами формы, только в Бытии. И лишь когда вы откроете в себе это бесформенное измерение, в ваши отношения сможет войти истинная любовь. Присутствие, которым вы являетесь, вневременное «я есть» узнаёт себя в другом, и другой, в данном случае ребёнок, чувствует, что его любят, а иначе говоря, узнают.

Любить — значит узнавать себя в другом. Тогда «инакость» другого предстаёт как иллюзия, свойственная чисто человеческому миру, миру формы. Страстное желание любви, которое есть в каждом ребёнке, — это желание, чтобы его признали не только на уровне формы, но и на уровне Бытия. Если родители уделяют внимание только человеческому измерению ребёнка и пренебрегают Бытием, ребёнок будет чувствовать, что его отношения с ними неполноценны, что в них не хватает чего-то жизненно важного, и тогда в нём будет накапливаться боль, а иногда и неосознанная обида на родителей. Эти боль и обида словно говорят: «Почему вы меня не признаёте?»

Когда вас кто-то признаёт, Бытие глубже входит через вас обоих в этот мир. Это любовь, которая спасает мир. Я говорил об отношениях между вами и вашим ребёнком, но сказанное, конечно, одинаково применимо к любым человеческим отношениям.

Сказано: «Бог есть любовь», но это не совсем верно. Бог — это единая жизнь внутри и вне бесчисленных форм жизни. Любовь предполагает двойственность: любящий и любимый, субъект и объект. Поэтому любовь — это осознание единства в мире двойственности. Это рождение Бога в мир формы. Любовь делает мир менее мирским, менее плотным, более прозрачным для божественного измерения, для света самого сознания.

ОТКАЗ ОТ РОЛЕВЫХ ИГР

Делать в каждой ситуации то, что от вас требуется, не превращая это в роль, с которой можно отождествиться, — вот важнейший урок в искусстве жизни, и каждый из нас здесь затем, чтобы усвоить этот урок. Вы гораздо сильнее, когда любое ваше действие совершается ради него самого, а не когда оно превращается в средство защиты и усиления вашего ролевого «я» или в стремление как-то ему соответствовать. Любая роль — это вымышленное самоощущение, из-за которого всё персонифицируется, а потому извращается и искажается тем «маленьким я», которое порождает ум, и той ролью, которую оно играет в данный момент. Большинство людей, занимающих высокое положение и имеющих власть — политики, звёзды телевидения, деловые и религиозные лидеры, — полностью отождествляются со своими ролями, не считая редких, но достойных исключений. Они могут считаться VIP-персонами, но это лишь бессознательные участники эгоической игры, которая кажется очень важной, но, по большому счёту, лишена истинной цели. Шекспир выразил это так: «Повесть, рассказанная дураком, где много и шума и страстей, но смысла нет»[1]. Поразительно, что он пришёл к такому заключению, не будучи знакомым с телевидением. Если у эгоической земной драмы и есть какая-то цель, то она не прямая — она приумножает страдания на планете, а страдание, хотя в основном и исходит от эго, в конце концов его же разрушает. Это огонь, в котором эго само себя сжигает.

В мире играющих роли личностей те немногие, кто не проецирует созданный умом образ — а такие люди есть даже на телевидении, в средствах массовой информации и в мире бизнеса, — а действуют из глубины своего Бытия, не пытаясь казаться больше, чем они есть, но оставаясь просто самими собой, необычайно выделяются из общей массы — и лишь они действительно что-то значат для этого мира. Они несут в него новое сознание. Что бы они ни делали, всё само собой усиливается, потому что их действия

---

[1] Shakespeare, William, Macbeth. Signet Classic Edition (New York: New American Library). Edited by Sylvan Barnet – У. Шекспир. Макбет, акт 5, сцена 5. Перевод М. Лозинского.

сонастроены с намерением целого. Влияние этих людей выходит далеко за рамки того, что они делают, далеко за пределы их функции. Одно их присутствие — простое, естественное, непритязательное — действует преображающе на каждого, с кем они соприкасаются.

Когда вы не играете роли, то в том, что вы делаете, нет «я» (эго). Нет скрытой цели защитить или усилить это «я». В результате ваши действия обладают куда большей силой. Вы полностью сфокусированы на ситуации. Вы становитесь с ней одним целым. Вы не пытаетесь кем-то быть. Вы обладаете наибольшей силой и действуете наиболее эффективно, когда остаётесь во всём самим собой. Но не пытайтесь быть собой. Это ещё одна роль. Она называется «естественный и спонтанный я». Как только вы пытаетесь быть тем или этим, вы входите в роль. «Просто будь собой» — очень хороший совет, но он может завести вас не туда. Тут же вмешается ум и скажет: «Так, посмотрим. Как я могу быть собой?» Затем он разработает стратегию на тему того, «как быть собой». И снова роль. На самом деле вопрос «Как быть собой?» некорректен. Он подразумевает, что, для того чтобы быть собой, нужно что-то делать. Но «как» здесь неуместно, потому что вы и так уже являетесь собой. Просто перестаньте навешивать лишний груз на того, кто вы есть. «Но я не знаю, кто я. Я не знаю, что значит быть собой». Если вы можете не знать, кто вы такой, и не испытывать при этом никакого дискомфорта, то оставшееся и есть вы — Бытие за гранью человека, поле чистой потенциальности, а не то, что уже определено.

Перестаньте давать себе определения — для себя и для других. Вы не умрёте. Вы оживёте. И не волнуйтесь о том, как отзываются о вас окружающие. Давая вам определения, они сами себя ограничивают, так что это их проблема. Во всех взаимодействиях с людьми будьте прежде всего не ролью или функцией, а полем осознанного Присутствия.

Почему эго играет роли? Причиной тому — одно непроверенное допущение, одна фундаментальная ошибка, одна неосознанная мысль. Вот эта мысль: «Я недостаточен». Ей вторят другие неосознанные мысли: «Я должен играть роль, чтобы получить то, без чего я не могу в полной мере быть собой. А чтобы быть больше, мне нужно больше иметь». Но вы не можете быть больше, чем вы есть, потому что за пределами своей физической и физиологической формы вы едины с самой Жизнью, едины с Бытием. Пребывая в форме, вы всегда будете выше одних и ниже других. Но в сути своей вы не выше кого-то и не ниже. Осознание этого дарует истинное самоуважение и истинное смирение. В глазах эго самоуважение и смирение противоречат друг другу. Но на самом деле это одно и то же.

ПАТОЛОГИЧЕСКОЕ ЭГО

В более широком смысле слова эго — это патология, какие бы формы оно ни принимало. Если посмотреть на древнегреческий корень слова «патологический», станет ясно, как хорошо подходит этот термин к эго. Хотя обычно этим словом описывают состояние болезни, оно происходит от слова «pathos», что означает «страдание». А то, что для человеческого состояния характерно страдание, Будда обнаружил ещё 2600 лет назад.

Однако человек, находящийся в плену у эго, не воспринимает страдание как страдание, а видит в нём единственно уместную реакцию в любой ситуации. В своей слепоте эго не может увидеть страдание, которое оно причиняет себе и другим. Состояние, когда вы чувствуете себя несчастным, — это порождаемая эго умственно-эмоциональная болезнь, достигшая масштабов эпидемии. Это внутренний эквивалент экологического загрязнения планеты. Такие негативные состояния, как гнев, тревога, ненависть, негодование, неудовлетворённость, зависть, ревность, и так далее не воспринимаются как негативные, а кажутся вполне оправданными. Более того, считается, что их создаёт не сам человек, а кто-то другой или какой-то внешний фактор. «Мне больно, и виноват в этом ты», — вот что подразумевает эго.

Эго не может отличить ситуацию от своей интерпретации этой ситуации и своей реакции на неё. Вы можете сказать: «Какой ужасный день», не сознавая, что холод, ветер, дождь или любые другие условия, на которые вы реагируете, вовсе не ужасны. Они такие, какие есть. Ужасны ваша реакция, ваше внутреннее сопротивление и вызываемая им эмоция. По словам Шекспира, «ничто ни хорошо, ни плохо, но, думая, такими делаем мы вещи»[1]. Более того,

---

[1] Shakespeare, William, Hamlet. Signet Classic Edition (New York: New American Library). Edited by Sylvan Barnet – У. Шекспир. Гамлет, акт 2, сцена 2. Перевод А. Кронеберга.

эго часто принимает страдание или негативность за удовольствие, потому что с их помощью оно в той или иной степени укрепляет себя.

Те же гнев и возмущение чрезвычайно укрепляют эго, усиливая чувство отделённости, подчёркивая «инакость» других и создавая умственную позицию правоты, которая кажется неприступной крепостью. Если бы вы могли увидеть, какие физиологические изменения происходят в вашем теле, когда вами владеют эти негативные состояния, и как плохо они влияют на работу сердца, пищеварительную и иммунную системы и бессчётное количество других телесных функций, вам стало бы совершенно ясно, что это действительно патологические состояния, что это вид страдания, а не удовольствия.

Всякий раз, когда вы впадаете в негативное состояние, что-то в вас хочет этой негативности, воспринимает её как удовольствие или верит, что она принесёт вам то, что вы хотите. Иначе кто бы стал цепляться за негативность, делая себя и других несчастными и создавая в теле болезнь? Так что всегда, когда в вас есть негативность и вы можете осознать в себе что-то такое, что получает от неё удовольствие или считает, что в ней есть какая-то цель, вы напрямую осознаёте в себе эго. И, как только это происходит, образ, с которым вы себя отождествляете, смещается от эго в сторону осознанности. Это значит, что эго тает, а осознанность растёт.

Если во время приступа негативности вы сможете осознать: «Я сейчас сам заставляю себя страдать», — этого будет достаточно, чтобы вы смогли подняться над ограничениями обусловленных эгоических состояний и реакций. Это откроет перед вами безграничные возможности, которые приходят вместе с осознанностью, другие, несравненно более разумные пути решения любых проблем. Вы сможете свободно отпустить любое недовольство, как только поймёте, что оно неразумно. Негативность неразумна. Она всегда исходит от эго. Эго может быть умным, но оно лишено разума. Умность преследует свои собственные мелкие цели. Разум же за частностями видит целое, в котором всё взаимосвязано. Умность мотивируется собственной выгодой и крайне близорука. Большинство политиков и бизнесменов умны. Но мало в ком есть разум. Всё, что достигается умностью, живёт недолго и, в конце концов, приводит к собственному поражению. Умность разделяет — разум всеобъемлет.

ФОНОВОЕ ОЩУЩЕНИЕ НЕСЧАСТЬЯ

Эго порождает разделение, а разделение порождает страдание. Поэтому совершенно очевидно, что эго — это патология. Помимо явных форм негативности, таких как гнев, ненависть и так далее, есть и более тонкие её формы, которые настолько распространены, что обычно не воспринимаются как негативность. Взять, к примеру, нетерпение, раздражение, нервозность или состояние, когда «я сыт по горло!». Они рождают фоновое ощущение несчастья, являющееся преобладающим внутренним состоянием большинства людей. Чтобы обнаружить их в себе, нужны чуткая восприимчивость и полное присутствие. И каждый раз, когда вам это удаётся, — это момент пробуждения, момент разотождествления с умом.

Вот пример одного из самых типичных негативных состояний, которое легко не заметить именно потому, что оно настолько типично, настолько нормально. Возможно, оно вам знакомо. Часто ли вы испытываете недовольство, а точнее, некое фоновое негодование? Оно может быть обращено на что-то конкретное, а может быть беспредметным. Многие проводят в этом состоянии большую часть жизни. Они настолько слились с ним, что не могут отойти на шаг в сторону, чтобы его увидеть. В основе этого чувства лежат определённые неосознанные убеждения, то есть мысли. Они приходят к вам в голову точно так же, как ночью к вам приходят сны. Другими словами, вы не знаете, что думаете эти мысли, так же как спящий человек не сознаёт, что видит сон.

Вот несколько самых типичных неосознаваемых мыслей, питающих чувство недовольства или фонового негодования. Я убрал из этих мыслей содержание, оставив в них одну структуру. Так в них легче разглядеть негатив. Каждый раз, когда на заднем плане вашей жизни (или даже на переднем) будет возникать ощущение, что вы несчастны, вы сможете видеть, какая мысль его питает, и наполнять её конкретным содержанием в зависимости от вашей личной ситуации.

«В моей жизни должно что-то произойти, прежде чем я обрету покой (стану счастливым, состоявшимся и так далее).

А так как этого ещё не произошло, я негодую. Возможно, моё негодование как-то это ускорит».

«В прошлом случилось что-то такое, чего не должно было быть, и это вызывает во мне негодование. Если бы этого не случилось, мне было бы сейчас хорошо».

«Сейчас происходит что-то такое, что не должно происходить, и это не даёт мне покоя».

Неосознанные убеждения часто направлены на какого-то человека, и тогда «происходить» превращается в «сделать».

«Ты должен сделать то или другое, и тогда я успокоюсь. И я негодую, оттого что ты этого ещё не сделал. Возможно, моё негодование заставит тебя это сделать».

«Что-то, что ты (или я) сделал, сказал или не сделал в прошлом, сейчас не даёт мне покоя».

«То, что ты сейчас делаешь или не делаешь, не даёт мне покоя».

СЕКРЕТ СЧАСТЬЯ

Всё вышеописанное — это предположения, то есть мысли, не подвергшиеся рассмотрению и принимаемые за реальность. Это истории, которые сочиняет эго, чтобы убедить вас в том, что вы сейчас не можете ощущать в душе покой или всецело быть самим собой. Ощущать в душе покой и быть тем, кто вы есть, то есть быть собой, — это одно и то же. Эго говорит: «Возможно, когда-то в будущем я обрету покой, если случится одно, другое или третье, или если я приобрету то-то или стану тем-то». Или оно говорит: «Я никогда не обрету покой из-за того, что случилось в прошлом». Послушайте истории людей. Всем им можно дать одно название «Почему я сейчас не могу иметь в душе покой». Эго не знает, что единственная возможность ощущать в себе покой — это настоящий момент. Или же оно знает и боится, что вы тоже узнаете. Ведь покой — это, кроме всего прочего, конец эго.

Как можно чувствовать этот покой уже сейчас? Для этого надо примириться с настоящим моментом. Настоящий момент — это поле, на котором происходит игра жизни. И нигде больше она происходить не может. Примиритесь с настоящим моментом и посмотрите, что произойдёт, что вы сможете или решите делать, а точнее, что будет делать через вас жизнь. Секрет умения жить, секрет успеха и счастья можно выразить тремя словами: Единство с Жизнью. Единство с жизнью — это единство с тем, что есть Сейчас. Осознав это, вы поймёте, что не вы живёте своей жизнью, а жизнь живёт вами. Жизнь — это танцор, а вы — танец.

Эго обожает негодовать по поводу реальности. А что такое реальность? Это всё, что есть. Будда называл её *та-*
хатой — таковостью жизни, а это не что иное, как тако-

вость текущего момента. Сопротивление этой таковости — одна из главных черт эго. Это сопротивление создаёт негативность, от которой эго расцветает, и ощущение, что вы несчастны, которое оно так любит. Таким образом вы заставляете себя и других страдать, даже не зная об этом, не ведая, что превращаете землю в ад. Причинять страдание, не сознавая этого, — вот в чём суть бессознательной жизни, вот что значит быть полностью зажатым в тисках эго. Неспособность эго осознать себя и понять, что оно делает, просто поразительна. А делает оно — не видя этого — как раз то, в чём обвиняет других. Когда же ему на это указывают, оно прибегает к гневному отрицанию, изощрённой аргументации и самооправданию, чтобы исказить факты. Так ведут себя люди, корпорации и правительства. Когда же больше ничего не помогает, эго прибегает к крику и даже к физическому насилию. Пошлите туда морскую пехоту. Теперь нам понятна глубокая мудрость слов Иисуса на кресте: «Прости их, ибо не ведают, что творят».

Чтобы положить конец страданию, которое преследует человечество не одно тысячелетие, вам придётся начать с себя и принять на себя ответственность за своё внутреннее состояние в каждый момент времени. Это значит — сейчас. Спросите себя: «Есть ли во мне в данный момент негативность?» После чего будьте предельно чутки и восприимчивы к собственным мыслям и эмоциям. Посмотрите, нет ли в них слабо выраженного ощущения несчастья в любой из ранее перечисленных форм, таких как недовольство, нервозность, ощущение, что «я сыт по горло», и так далее. Посмотрите, нет ли в них мыслей, которые пытаются оправдать или объяснить это состояние, хотя на самом деле они-то его и вызывают. Если вы осознаете в себе негативное состояние, это не значит, что вы дали маху. Напротив — вы достигли цели. Пока нет осознанности, есть отождествление с внутренними состояниями, а такое отождествление и есть эго. Вместе с осознанностью приходит разотождествление с мыслями, эмоциями и реакциями. Не надо путать это с отрицанием. Мысли, эмоции и реакции осознаются вами — и в этот момент автоматически происходит разотождествление с ними. При этом вы ощущаете в себе сдвиг: раньше вы были мыслями, эмоциями и реакциями, а теперь вы — осознанность, осознанное Присутствие, наблюдающее эти состояния.

«Когда-нибудь я освобожусь от эго». Кто это говорит? Эго. Освобождение от эго — дело совсем нетрудное. Нужно просто осознавать свои мысли и эмоции по мере их появления. В действительности здесь ничего не нужно «делать» — нужно просто чутко «видеть». В этом смысле и вправду ничего нельзя сделать, чтобы освободиться от эго. Когда происходит сдвиг — от думания к осознанности, — ваша жизнь наполняется разумом, значительно превосходящим умность эго. Благодаря осознанности эмоции и даже мысли обезличиваются. Осознаётся их безличностный характер. В них больше нет «я». Это просто человеческие эмоции, человеческие мысли. Вся ваша личная история, которая, по сути, есть всего лишь небольшое сочинение, ворох мыслей и эмоций, становится не такой уж важной и уходит с переднего плана сознания. Она перестаёт быть основой вашего самовосприятия. Вы — свет Присутствия, осознанность, предшествующая всем мыслям и эмоциям и залегающая куда глубже.

ПАТОЛОГИЧЕСКИЕ ФОРМЫ ЭГО

Как мы уже видели, эго по сути своей патологично, если трактовать это слово более широко как дисфункцию и страдание. Многие психические расстройства состоят из тех же эгоических черт, которые есть в любом нормальном человеке, но при этом они настолько явно выражены, что их патологическая природа очевидна всем, кроме самого больного.

Так многие нормальные люди время от времени прибегают к разного рода лжи, чтобы казаться более важными, более особенными, а также для придания себе большего веса в глазах окружающих: это ложь касательно их достижений, способностей, имущества и любых других вещей, с которыми может отождествляться эго. Однако некоторые люди, подстрекаемые эго, которое чувствует свою недостаточность и хочет иметь или быть «больше», уже не могут жить без лжи. Большая часть их рассказов о себе, их «история» — это полнейшая выдумка, вымышленное построение, созданное эго, чтобы оно могло чувствовать себя более крупным, более особенным. Их грандиозный, раздутый образ самих себя иногда может вас одурачить, но чаще всего ненадолго. Большинство людей быстро понимают, что всё это — фикция.

Психическое заболевание под названием параноидальная шизофрения, или просто паранойя, по сути является утрированной формой эго. Обычно это выглядит как история, выдуманная умом, чтобы объяснить своё постоянное глубинное чувство страха. Её ключевым элементом является убеждённость в том, что какие-то люди (много людей или почти все) плетут интриги и замышляют против меня заговор, чтобы подчинить меня своей власти или убить. Эта история часто имеет внутреннюю последовательность и логику, отчего другие люди порой начинают в неё верить. Иногда организации и даже целые нации полностью опираются на параноидальную систему убеждений. Страх эго и его недоверие к людям, его склонность подчёркивать их «инакость», фокусируясь на их мнимых недостатках и отождествляя их с этими недостатками, оказываются чуть больше обычного и превращают других в бесчеловечных монстров. Эго нуждается в других, но его проблема в том, что глубоко внутри оно их ненавидит и боится. В словах Жана Поля Сартра «ад — это другие» слышен голос эго. Человек, страдающий паранойей, переживает этот ад крайне остро, однако в той или иной степени его чувствует каждый, в ком ещё живы эгоические схемы поведения. Чем сильнее в вас эго, тем вероятнее, что вы воспринимаете других людей как главный источник всех своих проблем. И тем вероятнее, что вы будете осложнять людям жизнь. Но, конечно, вы не сможете это увидеть. Ведь вам кажется, что это другие без конца осложняют вашу жизнь.

Психическое заболевание, называемое паранойей, имеет ещё один симптом, характерный для каждого эго, хотя при паранойе он принимает крайние формы. Чем больше больному кажется, что его кто-то преследует, что за ним шпионят, что ему угрожают, тем более выраженным становится его ощущение, что он — центр вселенной, вокруг которого всё вращается, и тем более важным и особенным он себя чувствует: ведь он — центр внимания стольких людей. Его убеждённость в том, что он — жертва и что столько людей к нему несправедливы, заставляет его чувствовать себя совершенно особенным. В истории, на которой строится его система бреда, он часто приписывает себе одновременно и роль жертвы, и роль потенциального героя, который спасёт мир и победит силы зла.

Коллективные эго племён, наций и религиозных организаций тоже нередко содержат в себе сильный элемент паранойи: мы — против зла, творимого другими. Это источник многих человеческих страданий. Испанская инквизиция, преследование и сожжение на кострах еретиков и «ведьм», отношения между нациями, приведшие к Первой и Второй мировым войнам, коммунизм на протяжении всей его истории, «холодная война», маккартизм в Америке в 1950-е годы, затяжной кровавый конфликт на Ближнем Востоке — всё это трагические эпизоды человеческой истории, подчинённые крайним формам коллективной паранойи.

Чем меньше в отдельных людях, группах или нациях осознанности, тем больше вероятность, что эгоическая патология примет форму физического насилия. Насилие — это примитивный, но всё ещё очень распространённый способ, с помощью которого эго стремится самоутвердиться, доказать, что оно право, а другие — нет. У крайне неосознанных людей споры легко приводят к физическому насилию. Что такое спор? Два человека или более выражают свои мнения, и эти мнения расходятся. Каждый из них настолько отождествлён со своими мыслями, из которых состоит его мнение, что те затвердевают и становятся умственной позицией, в которую вложено их личное самоощущение. Другими словами, образ личности и мысль сливаются. Как только это происходит, я начинаю чувствовать себя и действовать так, как если бы, защищая свои мнения (мысли), я защищал самого себя. Я неосознанно чувствую себя и действую так, словно борюсь за выживание, и мои эмоции отражают это неосознанное убеждение. Они становятся бурными. Я расстроен, разгневан, я защищаюсь или нападаю. Я должен победить любой ценой, иначе меня уничтожат. Что, конечно, иллюзия. Эго не знает, что ум и умственная позиция не имеют никакого отношения к тому, кто вы есть, ведь эго — это сам ум, оставленный без наблюдения.

Мастера дзен говорят: «Не ищи истину. Просто перестань дорожить мнениями». Что это значит? Освободитесь от своего отождествления с умом. Тогда тот, кем вы являетесь за пределами ума, проявится сам собой.

РАБОТА — С ЭГО И БЕЗ НЕГО

У большинства людей бывают моменты, когда они свободны от эго. Люди, прекрасно делающие своё дело, могут быть полностью или в значительной мере свободны от эго во время работы. Они могут этого не знать, но работа стала их духовной практикой. Большинство из них входят за работой в состояние Присутствия, а в повседневной жизни вновь погружаются в относительную неосознанность. Это значит, что их состояние Присутствия пока что ограничено одной сферой жизни. Я встречал учителей, художников, медсестёр, врачей, учёных, социальных работников, официантов, парикмахеров, бизнесменов и продавцов, которые замечательно делают своё дело, не ища собственной выгоды и всецело откликаясь на требования момента. Они становятся одним целым с тем, что делают, с Настоящим Моментом, с людьми или делом, которому служат. Влияние таких людей на окружающих выходит далеко за рамки выполняемой ими функции. Они вызывают ослабление эго у всех, кто вступает с ними в контакт. Иногда даже люди с тяжёлым эго от общения с ними становятся мягче, внутренне расслабляются и перестают играть роли. Неудивительно, что люди, делающие своё дело без эго, чрезвычайно успешны в работе. Каждый, кто един с тем, что делает, строит новую землю.

Я встречал и много других людей, которые технически могут делать что-то очень хорошо, но чьи усилия постоянно саботирует эго. Лишь часть их внимания направлена на выполняемую работу, другая же часть направлена на них самих. Их эго требует личного признания и, если его мало, — а эго всегда всего мало — тратит энергию на возмущение. «А вдруг кто-то получит больше признания, чем я?» Или же в фокусе их внимания оказываются прибыль или власть, и тогда работа становится лишь средством достижения этих целей. Если работа — всего лишь средство достижения цели, она не может быть высокого качества. Когда такие люди сталкиваются в работе с трудностями или препятствиями, когда всё складывается не так, как они рассчитывали, когда другие люди или обстоятельства перестают им помогать, то, вместо того чтобы немедленно слиться с новой ситуацией, откликаясь на требования настоящего момента, они начинают с ней бороться, чем отделяются от неё. Здесь есть «я», негодующее и переживающее всё как личную обиду, отчего огромное количество энергии сжигается в беспочвенных протестах и гневе — а ведь эту энергию, если бы эго не распоряжалось ею так бездумно, можно было бы направить на исправление ситуации. Более того, эта «антиэнергия» создаёт новые препятствия, новое противодействие. Поистине многие люди являются своими злейшими врагами.

Люди не понимают, что вредят своей же собственной работе, когда отказывают кому-то в помощи, скрывают от других людей информацию или пытаются им навредить, чтобы те не добились большего успеха или их не оценили больше «меня». Эго чуждо сотрудничество, не считая случаев, когда у него есть какие-то скрытые мотивы. Оно не знает, что чем больше вы вовлекаете других в происходящее, тем беспрепятственнее всё складывается и тем легче вам всё даётся. Когда вы мало помогаете или совсем не помогаете другим, или когда вы расставляете на их пути препятствия, вселенная — в виде людей и обстоятельств — тоже мало помогает вам или не помогает вовсе, поскольку вы отрезали себя от целого. Главное бессознательное чувство эго «мне мало» заставляет его реагировать на успех другого человека так, как если бы этот успех чем-то «меня» обделил. Оно не знает, что негодование по поводу успеха другого человека сокращает ваши собственные шансы на успех. Чтобы привлечь успех, нужно приветствовать его везде, где только можно.

ЭГО ВО ВРЕМЯ БОЛЕЗНИ

Болезнь может либо усилить эго, либо ослабить его. Если вы жалуетесь, жалеете себя или негодуете по поводу своей болезни, ваше эго становится сильнее. Оно укрепляется и в том случае, если вы делаете болезнь частью концептуального образа своей личности: «Я — человек, страдающий такой-то болезнью». Ну вот, теперь мы знаем, кто вы такой. С другой стороны, некоторые люди, имеющие в обычной жизни большое эго, во время болезни вдруг становятся мягкими, добрыми и намного более приятными. К ним могут приходить прозрения, которые иначе с ними вряд ли бы случились. Они могут получать доступ к своему внутреннему знанию и чувству удовлетворённости и говорить мудрые вещи. Когда же они поправляются, к ним возвращается энергия, а вместе с ней и эго.

Когда вы болеете, у вас мало энергии, и тогда может включаться внутренний разум организма, чтобы использовать оставшуюся энергию для лечения тела, — уму же, то есть эгоическим мыслям и эмоциям, энергии будет не хватать. Эго сжигает значительное количество энергии. Иногда оно продолжает присваивать себе даже оставшиеся крупицы энергии и использовать её в своих целях. Стоит ли говорить, что люди, чьё эго во время болезни усиливается, выздоравливают гораздо медленнее. Некоторые же так и не выздоравливают: их болезнь переходит в хроническую форму и становится устойчивым элементом их ложного самоощущения.

КОЛЛЕКТИВНОЕ ЭГО

Как тяжко жить с самим собой! Одним из способов, с помощью которого эго пытается избавиться от неудовлетворённости своей долей, является расширение и укрепление своего самоощущения через отождествление себя с какой-то группой: нацией, политической партией, корпорацией, организацией, сектой, клубом, бандой или футбольной командой.

Порой может казаться, что когда человек посвящает свою жизнь бескорыстному труду во имя коллективного блага, не требуя личного вознаграждения, признания или восхваления, его личное эго полностью растворяется. Какое же это облегчение — освободиться от ужасной тяжести личного «я»! Члены коллектива чувствуют себя счастливыми и реализованными, как бы ни был тяжёл их труд и чем бы им ни приходилось жертвовать. Кажется, что они вышли за пределы эго. Но вот вопрос: они и вправду стали свободными или же это просто сдвиг в их эго, которое было личным, а стало коллективным?

Для коллективного эго характерны те же качества, что и для личного: потребность в конфликте и врагах, потребность иметь больше, стремление быть правым в пику тем, кто неправ, и так далее. Рано или поздно коллектив обязательно вступит в конфликт с другими коллективами, потому что он неосознанно ищет конфликты и нуждается в оппозиции для определения своих границ, а стало быть, и своего «я». И тогда члены этого коллектива испытают страдание, которое неизбежно следует за любым мотивированным эго действием. На этой стадии они могут пробудиться и осознать, что в их коллективе есть сильный элемент безумия.

Внезапное пробуждение и осознание безумия коллектива, с которым вы себя отождествляли и на который работали, может быть болезненным. В этот момент некоторые становятся циниками или озлобляются и начинают отрицать любые ценности. Это означает, что, поняв иллюзорность предыдущей системы убеждений, отчего она и рухнула, они быстро нашли другую. Они не приняли смерть своего эго, а убежали и перевоплотились в новом эго.

Коллективное эго обычно ещё более неосознанно, чем отдельные люди, из которых оно состоит. Так толпа (представляющая собой временную коллективную эгоическую сущность) способна на зверства, на которые отдельный человек никогда бы не решился. Нации же нередко демонстрируют такое поведение, которое у отдельно взятого человека было бы сразу признано психопатическим.

По мере роста нового сознания некоторые люди будут чувствовать необходимость создания групп, отражающих это просветлённое состояние сознания. Такие группы не будут коллективными эго. Их членам не нужно будет прояснять с их помощью образ своей личности. Они больше не будут искать себя в форме. Даже если члены той или иной группы будут ещё не вполне свободны от эго, в них будет достаточно осознанности, чтобы распознавать его в себе и в окружающих в момент его проявления. Но для этого нужно быть очень внимательным, так как эго *обязательно* будет стремиться вновь заявить о себе и восстановить своё влияние любыми доступными способами. Растворение человеческого эго светом осознанности будет одной из главных целей этих групп, будь то просветлённые коммерческие структуры, благотворительные организации, школы или какие-то сообщества. Просветлённые коллективы сыграют важную роль в появлении нового сознания. Там, где эгоические коллективы погружают вас в неосознанность и страдания, просветлённый коллектив может стать водоворотом сознания, который ускорит планетарный сдвиг.

НЕОСПОРИМОЕ ДОКАЗАТЕЛЬСТВО БЕССМЕРТИЯ

Эго возникает из-за расщепления человеческой психики, когда личность разделяется на две части, которые можно было бы назвать «я» и «собственно я». Поэтому любое эго страдает шизофренией, если использовать это слово в его популярном значении раздвоения личности. Вы живёте с умственным образом себя, с концептуальным «я», с которым вы находитесь в определённых отношениях. Говоря о «моей жизни», вы обращаете саму жизнь в некую идею, отдельную от того, кто вы есть. Как только вы говорите или думаете: «моя жизнь», — и верите в то, что говорите (а не считаете это просто лингвистической условностью), вы впадаете в заблуждение. Если есть то, что я называю «моей жизнью», значит, я и жизнь — это две разные вещи, а значит, я могу потерять свою жизнь — воображаемое сокровище, которым я владею. Смерть начинает казаться реальностью, а также угрозой. Слова и концепции делят жизнь на отдельные сегменты, не имеющие собственной реальности. Можно даже сказать, что понятие «моя жизнь» является исходным заблуждением собственной отдельности, источником эго. Если я и жизнь — это две сущности, если я отделён от жизни, значит, я отделён от всех вещей, всех существ, всех людей. Но как я могу быть отделён от жизни? Какое ещё возможно «я» помимо жизни, помимо Бытия? Это совершенно невозможно. Поэтому нет такой вещи, как «моя жизнь», так же как нельзя сказать, что *у меня* есть жизнь. *Я есть* жизнь. Я и жизнь — одно целое. Иначе и быть не может. Поэтому как я могу потерять жизнь? Как я могу потерять то, чего у меня и так нет? Как я могу потерять то, чем являюсь? Это невозможно.

ГЛАВА ПЯТАЯ

❀

Болевое тело

Большинство людей большую часть времени думают непроизвольно, автоматически, и мысли их всё время повторяются. Это просто мысленный шум — фоновые помехи в голове, не служащие никакой цели. Строго говоря, вы не думаете: думание происходит само собой. Утверждение «я думаю» подразумевает волевой акт. Оно подразумевает, что от вас что-то зависит, что вы делаете что-то по своему выбору. Но для большинства людей это пока ещё не так. «Я думаю» — такое же ложное заявление, как «я перевариваю пищу» или «я управляю своим кровообращением». Пищеварение происходит само собой, кровообращение происходит само собой, и образование мыслей тоже происходит само собой.

Голос в голове живёт своей собственной жизнью. Большинство людей находятся во власти этого голоса; они одержимы мыслью, умом. А так как ум обусловлен прошлым, вы вынуждены воспроизводить это прошлое снова и снова. На Востоке это называют кармой. Конечно, вы не знаете, что отождествлены с этим голосом. Ведь если бы вы знали, то уже не были бы им одержимы. Вы по-настоящему одержимы, лишь когда принимаете овладевшую вами сущность за того, кто вы есть, то есть когда вы становитесь ею.

Тысячелетиями люди становились всё более одержимы умом, так как не могли распознать в овладевшей ими сущности нечто отличное от себя. В результате полного отождествления человека со своим умом у него возникло ложное ощущение себя — эго. Плотность эго зависит от того, насколько вы — сознание — отождествляетесь со своим умом, со своим мышлением. Мышление — это лишь крошечная составляющая всего сознания, всего того, что вы есть.

Разные люди в разной степени отождествляются со своим умом. У кого-то бывают проблески свободы от этого отождествления, и, как бы кратки ни были эти мгновения, ощущаемые в это время радость, живость и душевный покой вызывают чувство: жить — стоит! Именно в эти моменты рождаются творчество, любовь и сострадание. Но есть и те, кто всё время находится в плену эгоического состояния. Они испытывают отчуждённость от самих себя, от людей и от окружающего мира. Взглянув на них, можно увидеть напряжение на их лицах, глубокие складки меж бровей, отсутствующий или застывший взгляд. Большая часть их внимания поглощена мыслями, поэтому они вас по-настоящему не видят и не слушают. Они не присутствуют ни в одной ситуации, так как их внимание обращено либо в прошлое, либо в будущее, которые, конечно, существуют лишь как мыслеформы в их уме. Или же они прибегают в общении с вами к какой-нибудь роли — а значит, это уже не они. Большинство людей отчуждены от своей сути, от того, кто они есть, — порой настолько, что их поведение и манера общения с другими людьми выглядят «фальшивыми» почти для всех, кроме тех, кто так же фальшив, как они, так же отчуждён от своей сути.

Отчуждение означает, что вам некомфортно в любой ситуации, в любом месте, с любым человеком и даже с самим собой. Вы всё время стремитесь «домой», но никогда не чувствуете себя как дома. Некоторые из величайших писателей двадцатого века — Франц Кафка, Альбер Камю, Т. С. Элиот и Джеймс Джойс — считали отчуждение всеобщей проблемой человеческого существования — это то, что они ощущали в глубине себя и потому смогли блестяще выразить в своих произведениях. Они не предлагают никакого решения. Их заслуга в том, что они смогли отразить эту проблему человечества, чтобы мы могли яснее её увидеть. Ясно увидеть свою проблему — это первый шаг к тому, чтобы её преодолеть.

РОЖДЕНИЕ ЭМОЦИИ

Вдобавок к потоку мыслей, хотя и не совсем отдельно от него, существует ещё одно измерение эго — эмоция. Нельзя сказать, что все мысли и эмоции исходят от эго. Они превращаются в эго, только когда вы отождествляетесь с ними, когда они вас полностью захватывают, то есть становятся вашим «я».

Физический организм — ваше тело — обладает собственным разумом, так же как и организм любой другой формы жизни. И этот разум реагирует на то, что говорит ваш ум, — на ваши мысли. Так что эмоция — это реакция тела на ваш ум. Разум тела, конечно, неотделим от вселенского разума как одно из его бесчисленных проявлений. Он обеспечивает временную связь между атомами и молекулами, образующими ваш физический организм. Это организующий принцип, лежащий в основе работы всех органов тела, превращения кислорода и пищи в энергию, биения сердца, кровообращения, иммунной системы, защищающей тело от внешних вторжений, преобразования сигналов, поступающих через органы чувств, в нервные импульсы и передачи их в мозг, где они расшифровываются, образуя связную внутреннюю картину внешней реальности. Все эти функции, а также тысячи других, происходящих параллельно, идеально координируются этим разумом. Вы не управляете своим телом. Им управляет разум, который также контролирует реакции организма на окружающую среду.

Это справедливо для всех форм жизни. Это тот же разум, который даёт растению физическую форму, а после проявляется как рождаемый растением цветок, который утром раскрывает лепестки навстречу солнцу, а на ночь закрывает. Тот же разум проявляется как Гея, сложноорганизованное живое существо, каким является планета Земля.

Этот разум запускает инстинктивные реакции организма, которыми тот отзывается на любую угрозу или сложную ситуацию. У животных он вызывает реакции, напоминающие человеческие эмоции: гнев, страх, удовольствие. Эти инстинктивные реакции могут считаться

первичными формами эмоций. В определённых ситуациях инстинктивные реакции человека и животных очень
схожи. Перед лицом опасности, угрожающей жизни организма, сердце начинает биться быстрее, мышцы сокращаются, а дыхание учащается — организм готовится сразить-
ся с угрозой или убежать. Это первобытный страх. В без-
выходной ситуации внезапная вспышка мощной энергии
даёт телу силу, какой у него прежде не было. Это первобытный гнев. Эти инстинктивные реакции выглядят как
эмоции, но, строго говоря, таковыми не являются. Главное отличие инстинктивной реакции от эмоции состоит в
том, что инстинктивная реакция — это непосредственный
отклик тела на внешнюю ситуацию, тогда как эмоция — это
реакция тела на мысль.

Косвенно эмоция также может быть откликом на ре-
альную ситуацию или событие, но это будет реакция на событие, воспринимаемое через фильтр умственной интерпретации, фильтр мышления, то есть через умственные
концепции «хорошего» и «плохого», «нравится» — «не
нравится», «я» и «моё». Так вы, скорее всего, не испытаете
никаких эмоций, если узнаете, что у кого-то угнали машину, но если это *ваша* машина, вы наверняка расстроитесь.
Поразительно, как много эмоций может плодить такая маленькая умственная концепция, как «моё».

Хотя тело очень разумно, оно не может отличить реаль-
ную ситуацию от мысли. Оно реагирует на каждую мысль
как на реальность. Оно не знает, что это всего лишь мысль.
Для тела тревожная, пугающая мысль означает: «я в опасности», и оно реагирует соответствующим образом, даже

если вы лежите ночью в тёплой удобной постели. Сердце начинает колотиться, мышцы сокращаются, дыхание учащается. Происходит всплеск энергии, но так как это вымышленная опасность, то она не находит выхода. Часть её перенаправляется в ум и рождает ещё более тревожную мысль. Остальная энергия становится токсичной и нарушает гармоничную работу организма.

ЭМОЦИИ И ЭГО

Эго — это не только ненаблюдаемый ум, голос в голове, делающий вид, что он — это вы, но и остающиеся без внимания эмоции, которыми тело реагирует на его речи.

Мы уже знаем, какого рода мыслями занят большую часть времени эгоический голос и какая дисфункция заложена в структуре его мыслительных процессов независимо от их содержания. Именно на это искажённое мышление тело реагирует негативными эмоциями.

Голос в голове рассказывает историю, которой тело верит и на которую реагирует. Эти реакции тела и есть эмоции. Эмоции же, в свою очередь, возвращают энергию мыслям, из которых они изначально возникли. Таков порочный круг, создаваемый неисследованными мыслями и эмоциями и порождающий эмоциональное мышление и эмоциональное сочинительство историй.

Эмоциональная составляющая эго у всех разная. В одних эго она больше, в других — меньше. Мысли, запускающие в теле эмоциональные реакции, порой сменяют друг друга так быстро, что, прежде чем ум успеет их озвучить, тело уже откликается эмоцией, которая превращается в реакцию. Такие мысли существуют на довербальном уровне, и их можно назвать невысказанными неосознанными предположениями. Они обусловлены прошлым опытом, который человек обычно получает в раннем детстве. «Людям нельзя верить» — это пример неосознанного предположения у человека, чьи изначальные отношения с людьми — с родителями или братьями и сёстрами — не были для него опорой и не внушали доверия. Вот самые типичные неосознанные предположения: «Меня никто не уважает и не ценит. Я должен сражаться, чтобы выжить. Денег всегда не хватает. В жизни всё всегда не так. Я не заслуживаю изобилия. Я не достоин любви». Неосознанные предположения вызывают в теле эмоции, которые, в свою очередь, порождают умственную активность и/или мгновенные реакции. Так они создают вашу личную реальность.

Голос эго постоянно нарушает естественное для тела состояние благополучия. Тело почти любого человека испытывает сильное напряжение и стресс не со стороны какого-то внешнего фактора, а исходящие изнутри, из ума. У тела есть придаток в виде эго, и оно не может не реагировать на все его искажённые мыслительные схемы. В итоге непрерывный поток навязчивых мыслей сопровождается потоком негативных эмоций.

Что такое негативная эмоция? Это эмоция, токсичная для тела и нарушающая его равновесие и гармоничное функционирование. Страх, тревога, гнев, обида, печаль, ненависть или сильная антипатия, ревность, зависть — всё это нарушает нормальный ток энергии в теле, влияет на сердце, иммунную систему, пищеварение, выработку гормонов и т. д. Даже официальная медицина, хотя она ещё очень мало знает о механизме действия эго, начинает признавать наличие связи между негативными эмоциональными состояниями и физическими болезнями. Эмоция, которая вредит телу, также передаётся людям, с которыми вы вступаете в контакт, и опосредованно, по цепочке, заражает бессчётное множество других людей, с которыми вы вообще никак не сталкиваетесь. Для всех негативных эмоций есть одно определение: «я так несчастен».

Оказывают ли положительные эмоции противоположное действие на физическое тело? Действительно ли они усиливают иммунную систему, укрепляют и исцеляют тело? Да, это так, но следует различать положительные эмоции, рождаемые эго, и более глубокие эмоции, излучаемые вашим естественным состоянием связи с Бытием.

Положительные эмоции, рождаемые эго, изначально содержат в себе свою противоположность, в которую они могут быстро превратиться. Вот несколько примеров. То, что эго называет любовью, является собственническим инстинктом и болезненной привязанностью к другому человеку, которые могут за секунду превратиться в ненависть. Предвкушение приближающегося события, при котором эго всегда завышает ценность будущего, легко превращается в свою противоположность — разочарование или досаду, когда это событие остаётся в прошлом или не оправдывает ожиданий эго. Сегодня похвала и признание заставляют вас чувствовать себя бодрым и счастливым, а завтра критика или пренебрежение делают вас удручённым и несчастным. Удовольствие от буйной вечеринки оборачивается наутро тоской и похмельем. В каждой бочке мёда есть ложка дёгтя. Чем выше взлетишь, тем ниже упадёшь.

Рождаемые эго эмоции проистекают из отождествления ума с внешними факторами, ни один из которых нестабилен и может в любую секунду измениться. Более же глубокие эмоции — на самом деле вовсе не эмоции, а состояния Бытия. Эмоции существуют в мире противоположностей, тогда как состояния Бытия, хотя они и могут затуманиваться, не имеют противоположностей. Они сияют из ваших глубин как любовь, покой и радость — все эти грани вашей истинной природы.

УТКА С ЧЕЛОВЕЧЕСКИМ УМОМ

В книге «Живи сейчас. The Power of Now» я упомянул, что мне как-то довелось наблюдать стычку двух селезней, которая никогда не бывает долгой, — схлестнувшись, они расплываются в разные стороны, несколько раз энергично хлопают крыльями, высвобождая излишек энергии, накопившийся во время стычки, и потом мирно плавают как ни в чём не бывало.

Если бы у селезня был человеческий ум, он бы продолжил стычку в своих мыслях, придумывая разные истории. Одна из утиных историй могла бы звучать так: «Уму непостижимо, как он мог такое сделать! Он подплыл ко мне почти вплотную. Он думает, что пруд — это его собственность. У него нет уважения к моему личному пространству. Не будет ему больше никакого доверия. Он только и думает, как бы мне досадить. Что-то он выкинет в следующий раз? Наверняка он уже что-то замышляет. Я этого не потерплю! Я его так проучу, что он этого не забудет». И так далее и тому подобное. Ум накручивает себя, выдумывая разные истории. Он будет продолжать говорить и думать об этом происшествии спустя дни, месяцы и даже годы. На уровне тела стычка всё ещё продолжается, и в ответ на эти мысли вырабатывается соответствующая энергия — эмоции, которые, в свою очередь, плодят новые мысли. Так формируется эмоциональное мышление эго. Понятно, как осложнилась бы жизнь селезня, обладай он человеческим умом. Но ведь большинство людей именно так и живёт. Ни одна ситуация, ни одно событие фактически так и не заканчиваются. Ум и его детище в виде «меня и моей истории» без конца продлевают им жизнь.

Мы — заблудший вид живых существ. Всё, что есть в природе: любой цветок или дерево, любое животное могут многому нас научить, если только мы остановимся, посмотрим и прислушаемся. Урок нашего селезня таков: похлопайте крыльями — что означает «расстаньтесь со своей историей» — и вернитесь в единственное место силы: в настоящий момент.

НОША ПРОШЛОГО

Неспособность, а точнее, нежелание человеческого ума отпускать прошлое прекрасно иллюстрирует история о двух дзенских монахах — Танзане и Экидо. Шагая по просёлочной дороге, которая после сильных дождей стала месивом грязи, они повстречали возле деревни молодую женщину, пытавшуюся перейти через дорогу. Однако грязь была столь глубока, что, рискни она сделать хоть шаг, её шёлковое кимоно было бы безнадёжно испорчено. Танзан, не раздумывая, подхватил женщину на руки и перенёс на другую сторону дороги.

Монахи молча продолжили путь. Через пять часов, когда они подходили к храму, где должны были остановиться на ночлег, Экидо не выдержал: «Зачем ты перенёс ту девушку через дорогу? Нам, монахам, этого делать нельзя».

«Я опустил её на землю много часов назад, — ответил Танзан, — а ты разве всё ещё несёшь её?»

А теперь вообразите себе жизнь человека, всё время живущего как Экидо, неспособного или нежелающего внутренне отпускать ситуации, накапливающего в себе всё больше всякой всячины, и вы получите представление о том, как живёт большинство людей на нашей планете. Какой же тяжкий груз прошлого они постоянно носят с собой в своём уме!

Прошлое живёт в вас в виде воспоминаний, однако сами они не являются проблемой. На самом деле именно благодаря памяти мы можем учиться у прошлого, учиться на прошлых ошибках. Лишь когда воспоминания, то есть мысли о прошлом, полностью овладевают вами, они становятся бременем, становятся проблемой и превращаются в часть вашего самоощущения. И тогда ваша личность, обусловленная прошлым опытом, становится вашей тюрьмой. Вы начинаете наделять воспоминания своим самоощущением, и ваша история становится тем, кем вы себя считаете. Это «маленькое я» — не что иное, как иллюзия, заслоняющая ваше истинное «я» — вневременное и бесформенное Присутствие.

Однако ваша история состоит не только из воспоминаний ума, но и из эмоциональной памяти — старых эмоций, которые беспрерывно воскрешаются. Подобно монаху, который пять часов нёс в себе груз возмущения, питая его своими мыслями, большинство людей всю жизнь носят в себе массу ненужного багажа, как умственного, так и эмоционального. Они ограничивают себя обидами, сожалением, враждебностью и чувством вины. Их эмоциональное мышление превратилось в их «я», и они цепляются за старые эмоции, так как те укрепляют образ их личности.

Из-за свойственной людям склонности навсегда сохранять в памяти старые эмоции почти каждый человек несёт в своём энергетическом поле сгусток старой эмоциональной боли, который я называю «болевым телом».

Но мы можем прекратить наращивать уже имеющееся у нас болевое тело. Мы можем научиться избавляться от привычки накапливать и сохранять в памяти старые эмоции: давайте, образно говоря, похлопаем крыльями и перестанем блуждать мыслями в прошлом — не важно, как давно это было, вчера или тридцать лет назад. Мы можем научиться не воскрешать в своём уме события и ситуации, не уходить с головой в съёмки умственных фильмов, а постоянно возвращать своё внимание в девственно чистый, вневременной момент настоящего. Не мысли и эмоции, а само наше Присутствие станет тогда нашим личностным образом.

Что бы ни случилось в прошлом, это не может помешать вам присутствовать в настоящем. А если прошлое не может помешать вам присутствовать в настоящем, тогда какая в нём сила?

ИНДИВИДУАЛЬНОЕ И КОЛЛЕКТИВНОЕ

Ни одна негативная эмоция, которую вы не встретили лицом к лицу в момент её возникновения и не осознали её истинный смысл, не рассеивается полностью. Она оставляет после себя остаточную боль.

Сильные негативные эмоции особенно невыносимы для детей, поэтому они стараются их не чувствовать. Если рядом нет абсолютно осознанного взрослого, который мог бы с любовью и сострадательным пониманием подвести ребёнка к непосредственному восприятию эмоции, то отказ что-либо чувствовать действительно становится единственным выбором ребёнка в это время. К сожалению, этот ранний защитный механизм обычно продолжает действовать и когда ребёнок становится взрослым. Оставаясь неосознанной, эта эмоция продолжает жить в нём и косвенно проявлять себя как гнев, тревога, вспышки насилия, плохое настроение и даже как физическая болезнь. В некоторых случаях она мешает развитию всяких близких отношений или разрушает их. Большинство психотерапевтов сталкивались с пациентами, которые вначале заявляли, что у них было абсолютно счастливое детство, а после выяснялось, что это совсем не так. Возможно, это крайние случаи, и всё же нет таких людей, которые не испытали бы в детстве эмоциональной боли. Даже если бы оба ваших родителя были просветлёнными, вы бы всё равно росли в мире, где преобладает неосознанность.

Остатки боли от каждой сильной негативной эмоции, которая не была полностью осознана, принята и затем отпущена, соединяются вместе и образуют энергетическое поле, живущее в каждой клетке вашего тела. И это не только боль, которая тянется из детства, но и болезненные эмоции, добавившиеся к ней позже, в годы отрочества и во время вашей взрослой жизни, многим из которых вы обязаны голосу эго. Если основу вашей жизни образует ложное самоощущение, эмоциональная боль всегда будет вашим неизбежным спутником.

Это энергетическое поле старых, но всё ещё очень активных эмоций, живущих почти в каждом человеке, и есть болевое тело.

Однако болевое тело не является по своей природе чисто индивидуальным. Оно вбирает в себя часть боли, которую испытывало бесчисленное множество людей на протяжении всей истории человечества — истории бесконечных племенных войн, порабощения, изнасилований, грабежей, пыток и других форм насилия. Эта боль продолжает жить в коллективной психике человечества и ежедневно пополняется, в чём можно убедиться, посмотрев вечерний выпуск новостей или понаблюдав за драмой человеческих отношений. Возможно, коллективное болевое тело закодировано в каждом человеческом гене, хоть мы его пока там и не обнаружили.

Каждый новорождённый, который приходит в этот мир, уже несёт в себе эмоциональное болевое тело. У одних оно более тяжёлое и плотное, чем у других. Некоторые младенцы большую часть времени вполне счастливы. Другие, похоже, несут в себе огромное страдание. Это правда, что некоторые младенцы много плачут от недостатка любви и внимания, но есть и такие, что плачут без всякой видимой причины, как будто хотят сделать всех вокруг такими же несчастными, — и зачастую им это удаётся. Они пришли в этот мир с большой ношей человеческой боли. Другие младенцы часто плачут, потому что чувствуют негативные эмоции своих матерей и отцов, и это не только причиняет им боль, но и заставляет расти их болевое тело, которое впитывает энергии родительских болевых тел. Как бы то ни было, но по мере роста физического тела малыша растёт и его болевое тело.

Младенец с лёгким болевым телом необязательно станет более «духовно продвинутым», чем младенец с более плотным болевым телом. Часто бывает как раз наоборот. У людей с тяжёлым болевым телом обычно больше шансов духовно пробудиться, чем у людей с относительно лёгким болевым телом. В то время как некоторые так и остаются в оковах своего тяжёлого болевого тела, многие достигают такой критической отметки, когда они больше не могут жить в страдании, и тогда у них появляется сильный стимул к пробуждению.

Почему страдающее тело Христа, его искажённое мукой лицо и бесчисленные кровоточащие раны стали столь значимым образом в коллективном сознании человечества? Миллионы людей, особенно в Средние века, не смогли бы воспринять его так близко к сердцу, если бы что-то внутри них не резонировало с этим образом, если бы они бессознательно не видели в нём внешнее выражение их собственной внутренней реальности — их болевого тела. Их сознание было ещё недостаточно развито, чтобы они могли распознать его в себе, но это было началом его осознания. Христа можно считать человеческим архетипом, воплощающим в себе как боль, так и возможность выхода за её пределы.

КАК ОБНОВЛЯЕТСЯ БОЛЕВОЕ ТЕЛО

Болевое тело — это полуавтономная энергетическая форма, живущая внутри большинства людей, сотканная из эмоций сущность. У него есть свой примитивный интеллект, как у какого-нибудь хитрого животного, и нацелен он в основном на выживание. Как и всем формам жизни, болевому телу нужно время от времени чем-то питаться — получать новую энергию. При этом пища, необходимая ему для восстановления сил, должна содержать энергию, совместимую с его собственной, то есть имеющую схожие частоты. Любое эмоционально болезненное переживание может служить пищей болевому телу. Вот почему оно обожает негативные мысли и драму человеческих отношений. Болевое тело — это болезненное пристрастие к страданию.

Когда вы впервые осознаете, что время от времени что-то в вас жаждет эмоциональной негативности и хочет чувствовать себя несчастным, вы можете испытать потрясение. Чтобы увидеть это в себе, требуется ещё более высокая степень осознанности, чем для того, чтобы увидеть это в другом человеке. Когда вас захлёстывает эмоциональное страдание, вы не только не хотите, чтобы оно кончалось, но и хотите сделать других такими же несчастными, чтобы подпитываться их негативными эмоциональными реакциями.

У большинства людей болевое тело находится либо в дремлющем, либо в активном состоянии. Когда оно дремлет, вы легко забываете, что носите в себе тяжёлое свинцовое облако или спящий вулкан, в зависимости от того, каким энергетическим полем обладает ваше болевое тело. Продолжительность его спячки разнится от человека к человеку: чаще всего это несколько недель, но может быть и несколько дней или несколько месяцев. В редких случаях болевое тело может оставаться в спячке долгие годы, пока его не разбудит какое-то событие.

КАК БОЛЕВОЕ ТЕЛО ПИТАЕТСЯ ВАШИМИ МЫСЛЯМИ

Болевое тело просыпается от голода, когда ему нужно пополнить запасы энергии. С другой стороны, какое-то событие может разбудить его в любой момент. Когда болевое тело готово к приёму пищи, оно может использовать в качестве толчка к пробуждению любой пустяк: кто-то что-то сказал или сделал. Иногда бывает достаточно даже мысли.

Если вы живёте одни или если просто в это время никого нет рядом, болевое тело будет питаться вашими мыслями. Внезапно они становятся крайне негативными. Скорее всего, вы не осознаёте, что перед самым приливом негативных мыслей ваш ум захлестнула волна эмоций в виде тяжёлого и мрачного настроения, тревоги или жгучего гнева. Любые мысли — это энергия, и сейчас болевое тело питается вашими мыслями. Однако не каждая мысль годится ему в качестве еды. Не нужно обладать особой чувствительностью, чтобы заметить, что тон позитивной мысли сильно отличается по ощущению от тона негативной мысли. Это одна и та же энергия, но только вибрирует она на разных частотах. Счастливая позитивная мысль для болевого тела несъедобна. Оно может питаться только негативными мыслями, потому что только они совместимы с его собственным энергетическим полем.

Все вещи — это вибрирующие энергетические поля, которые находятся в непрерывном движении. Стул, на котором вы сидите, и книга, которую вы держите сейчас в руках, кажутся твёрдыми и неподвижными лишь потому, что ваши органы чувств так воспринимают их вибрационную частоту — непрерывное движение молекул, атомов, электронов и субатомных частиц, вместе образующих всё то, что вы воспринимаете как стул, книгу, дерево или тело. То, что воспринимается нами как физическая материя, является энергией, вибрирующей (движущейся) в определённом диапазоне частот. Мысли состоят из той же самой энергии, вибрирующей на более высокой частоте, чем материя, — вот почему их нельзя ни увидеть, ни потрогать. Мысли имеют свой диапазон частот, при этом негативные мысли находятся в нижней его части, а позитивные — в верхней. Вибрационная частота болевого тела резонирует только с негативными мыслями, поэтому оно может питаться только ими.

В случае с болевым телом обычная схема, когда мысль рождает эмоцию, меняется на противоположную, во всяком случае, вначале. Эмоции, исходящие из болевого тела, быстро подчиняют ваши мысли своему контролю, и, как только ум оказывается во власти болевого тела, они становятся негативными. Голос в вашей голове начинает рассказывать грустные, тревожные или гневные истории о вас и вашей жизни, о других людях, о прошлом и будущем или о воображаемых событиях. Голос обвиняет, осуждает, жалуется, выдумывает. И вы полностью отождествляетесь со всем, что он говорит, верите всем его искажённым мыслям. В этот момент у вас начинает развиваться болезненная привязанность к страданиям.

Вы не то чтобы не можете остановить поток негативных мыслей, а скорее не хотите это сделать. А всё потому, что в это время болевое тело живёт за ваш счёт, делая вид, что оно — это вы. Боль для болевого тела — это удовольствие. Оно с жадностью пожирает каждую негативную мысль. Обычный голос в вашей голове стал голосом болевого тела. И это он ведёт теперь ваш внутренний диалог. Между болевым телом и мышлением образуется порочный круг. Каждая мысль питает болевое тело, а болевое тело, в свою очередь, плодит всё больше мыслей. В какой-то момент, через несколько часов или даже дней, болевое тело насыщается и вновь впадает в спячку, оставляя после себя истощённый организм и тело, ставшее куда более восприимчивым к болезням. Если всё это похоже на портрет психического паразита, вы абсолютно правы. Болевое тело и есть тот самый паразит.

КАК БОЛЕВОЕ ТЕЛО ПИТАЕТСЯ ДРАМОЙ

Если рядом есть другие люди — желательно ваш самый близкий человек или же близкий член семьи, — болевое тело попытается их спровоцировать — образно говоря, понажимать на их чувствительные точки, чтобы потом насытиться разыгравшейся драмой. Болевые тела любят близкие отношения и семьи, потому что именно здесь они добывают бо́льшую часть своей пищи. Трудно сопротивляться болевому телу другого человека, вынуждающему вас реагировать на него. Оно инстинктивно знает ваши самые слабые и уязвимые места. Не «пробив» вас с первого раза, оно будет повторять свои попытки снова и снова. Сырые эмоции нуждаются в подпитке новыми эмоциями. Болевое тело другого человека хочет разбудить ваше болевое тело, чтобы вместе они могли подзаряжать друг друга энергией.

В отношениях многих людей регулярно возникают бурные, разрушительные эпизоды с участием их болевых тел. Для маленького ребёнка быть свидетелем эмоционального насилия болевых тел его родителей почти невыносимо, и, однако же, это судьба миллионов детей во всём мире, кошмар их повседневного существования. Это также один из главных путей передачи человеческого болевого тела из поколения в поколение. После каждого инцидента партнёры мирятся, и наступает период относительного мира — в том усечённом виде, в каком это приемлет эго.

Злоупотребление алкоголем часто пробуждает болевое тело, особенно у мужчин, но также и у некоторых женщин. В состоянии опьянения личность человека кардинально меняется, так как им завладевает болевое тело. Глубоко неосознанный человек, чьё болевое тело привыкло питаться физическим насилием, часто направляет его на жену или детей. Протрезвев, он искренне раскаивается и обещает никогда больше этого не делать. Однако человек, который говорит эти слова и даёт обещания, — это не та же самая сущность, которая совершает насилие. Поэтому оно будет повторяться снова и снова, если только этот человек не войдёт в состояние присутствия, не осознает в себе болевое тело и не разотождествится с ним. В некоторых случаях ему могут помочь в этом консультации специалиста.

Большинство болевых тел хотят и причинять, и испытывать боль, но есть и те, что предпочитают быть либо преступником, либо жертвой. Как бы то ни было, все они питаются насилием, эмоциональным или физическим. Некоторые пары, считающие себя «влюблёнными», в действительности испытывают взаимное притяжение потому, что их болевые тела дополняют друг друга. Иногда роли преступника и жертвы чётко распределяются уже при первой встрече. Некоторые браки, заключаемые, как принято считать, на небесах, на самом деле были заключены в аду.

Если у вас когда-нибудь была кошка, вам должно быть известно, что, даже когда она выглядит спящей, она всё равно знает, что происходит вокруг, потому что при малейшем необычном шуме её уши поворачиваются в ту сторону, а глаза могут чуть приоткрыться. Дремлющие болевые тела ведут себя точно так же. На каком-то уровне они продолжают бодрствовать и готовы в любой момент включиться в действие в ответ на подходящий стимул. В близких отношениях болевые тела, как правило, достаточно умны, чтобы вести себя тихо, пока вы не станете вместе жить и, в идеале, не подпишете контракт, обязывающий вас оставаться с этим человеком до конца своих дней. Вы не просто женитесь или выходите замуж — вы вступаете в брак с болевым телом вашего жениха или невесты, и они делают то же самое. Вы можете испытать сильнейший шок, когда вскоре после того, как вы начнёте вместе жить или сразу после медового месяца, вы вдруг обнаружите в своём партнёре полную перемену личности. Её голос становится визгливым или грубым, когда она начинает обвинять вас, попрекать или кричать на вас из-за каких-то пустяков. Или же она полностью замыкается в себе. «Что-то не так?» — спрашиваете вы. «Да нет, всё нормально», — отвечает она. Но сильная враждебная энергия, излучаемая ею, говорит вам: «Всё не так!» Глядя в её глаза, вы больше не видите света, как если бы опустилась тяжёлая завеса, и того существа, которое вы знаете и любите и которое просвечивало сквозь её эго, стало совсем не видно. Кажется, что на вас смотрит совсем чужая женщина и в её глазах пылают ненависть, враждебность, горечь или гнев. Когда она обращается к вам, это уже не ваша жена или подруга — её устами говорит болевое тело. Что бы она ни говорила, это будет версия реальности её болевого тела — реальности, полностью искажённой страхом, враждебностью, гневом и желанием причинять и испытывать всё больше боли.

В этот момент вы можете подумать: «А вдруг это и есть её настоящее лицо, которое я раньше никогда не видел?.. А вдруг я совершил ужасную ошибку, выбрав этого человека?..» Конечно, это не её настоящее лицо, а просто болевое тело, которое временно ею овладело. Найти партнёра, у которого не было бы болевого тела, очень трудно, но, пожалуй, разумнее будет выбрать того, у кого оно не слишком плотное.

ПЛОТНЫЕ БОЛЕВЫЕ ТЕЛА

Некоторые люди носят в себе плотные болевые тела, которые никогда по-настоящему не дремлют. Такие люди могут улыбаться и поддерживать учтивую беседу, однако не надо быть экстрасенсом, чтобы почувствовать сгусток болезненных эмоций, который залегает в них прямо у поверхности и ждёт, на что бы такое среагировать, кого бы ещё обвинить, с кем бы ещё поконфликтовать и какой бы найти повод, чтобы почувствовать себя несчастным. Их болевые тела никак не могут насытиться. Они всегда голодны. Они усиливают потребность эго во врагах.

Их реактивность такова, что относительно мелкие проблемы раздуваются до совершенно нелепых размеров, когда они пытаются втянуть в свою драму окружающих, вынуждая их реагировать. Некоторые ввязываются в долгие и в конечном счёте бессмысленные битвы или судебные разбирательства с организациями и частными лицами. Других пожирает маниакальная ненависть к бывшим супругам или спутникам жизни. Не зная о боли, которую они в себе носят, они проецируют её своими реакциями на все события и ситуации. Из-за полного отсутствия самосознания они не могут отличить событие от своей реакции на него. Страдание и даже сама боль — для них это где-то там, снаружи, в событии или ситуации. Не осознавая своего внутреннего состояния, они даже не знают, что глубоко несчастны, что страдают.

Иногда люди с такими плотными болевыми телами становятся активистами, сражающимися за правое дело. Это дело может быть вполне достойным, и на первых порах им многое удаётся. Однако негативная энергия, питающая всё, что они говорят и делают, а также их неосознанная потребность во врагах и конфликтах нередко порождают всё большее сопротивление их делу. Обычно они кончают тем, что наживают себе врагов в своей же собственной организации, потому что, куда бы они ни шли, они везде находят повод для недовольства — болевое тело всегда находит то, что ищет.

РАЗВЛЕЧЕНИЯ, СРЕДСТВА МАССОВОЙ ИНФОРМАЦИИ И БОЛЕВОЕ ТЕЛО

Если бы вы были незнакомы с нашей современной цивилизацией, а попали сюда из другой эпохи или с другой планеты, то в числе прочего вас бы поразило следующее: миллионы людей любят смотреть, как люди убивают друг друга и причиняют друг другу боль, и даже платят за это деньги, называя это «развлечением».

Почему фильмы со сценами насилия собирают такие большие аудитории? Существует целая индустрия, питающая нездоровое пристрастие людей к страданиям. Очевидно, люди смотрят эти фильмы, так как хотят, чтобы им было плохо. А что в людях любит чувствовать себя плохо и говорить, что это хорошо? Конечно, болевое тело. Огромная часть индустрии развлечений обслуживает именно его. Таким образом, помимо реактивности, негативных мыслей и личных драм болевое тело обновляет себя опосредованно — через кино- и телеэкран. Одни болевые тела создают эти фильмы, другие платят, чтобы их смотреть.

Всегда ли «плохо» показывать и смотреть насилие на теле- и киноэкране? Всегда ли такое насилие потворствует болевому телу? На современной стадии развития человечества насилие по-прежнему не только вездесуще, но и продолжает расти, в то время как старое эгоическое сознание, подкреплённое коллективным болевым телом, усиливается в преддверии своей неминуемой гибели. Если фильмы показывают насилие в более широком контексте, если они показывают его причины и следствия, а также то, что оно делает и с жертвой, и с преступником, показывают лежащую в его основе коллективную бессознательность, передаваемую из поколения в поколение (гнев и ненависть, которые живут в людях в виде болевого тела), тогда эти фильмы могут сыграть жизненно важную роль в пробуждении человечества. Они могут стать зеркалом, в котором человечество увидит собственное безумие. То в вас, что осознаёт безумие как безумие (даже если это касается вас самих), есть здравомыслие, есть пробуждающаяся осознанность и конец безумия.

Такие фильмы есть, и они не питают болевое тело. Некоторые из лучших антивоенных фильмов показывают именно реальность войны, а не её парадную сторону. Болевое тело может питаться только такими фильмами, в которых насилие подаётся как нормальное и даже по-хвальное человеческое поведение, или теми, которые прославляют насилие с единственной целью — вызвать в зрителе негативные эмоции и «подсадить его на иглу» болевого тела, испытывающего наркотическую привязанность к боли.

Бульварная пресса продаёт не столько новости, сколько негативные эмоции — пищу для болевого тела. «Позор!» — вопят гигантские буквы заголовков. — «Ублюдки!» Британской жёлтой прессе это удаётся лучше всех. Там знают, что негативные эмоции продадут намного больше газет, чем сами новости.

Новостные СМИ, включая телевидение, вообще склонны к тому, чтобы делать бизнес на негативных новостях. Чем хуже всё складывается, тем возбуждённее становятся ведущие — и часто это негативное возбуждение подогревается самими СМИ. Болевые тела всё это просто обожают.

КОЛЛЕКТИВНОЕ БОЛЕВОЕ ТЕЛО ЖЕНЩИН

В коллективном измерении болевого тела есть разные слои. У племён, наций и рас есть свои собственные коллективные болевые тела, некоторые из которых тяжелее других, и большинство людей племени, нации или расы в той или иной степени носят его в себе.

Почти в каждой женщине есть доля коллективного женского болевого тела, которое особенно активизируется перед самым началом менструаций. В это время многих женщин захлёстывает волна сильных негативных эмоций.

Подавление женского начала, особенно в последние две тысячи лет, позволило эго безраздельно воцариться в коллективной человеческой психике. Конечно, эго есть и у женщин, однако в мужской форме оно укореняется и растёт гораздо легче, чем в женской. Просто потому, что женщины меньше отождествляются со своим умом. У них сильнее связь с их внутренним телом и разумом организма, где находится источник интуитивных способностей. Женская форма не заключена в такой же жёсткий панцирь, как мужская, она более открыта и восприимчива к другим формам жизни, более созвучна природному миру.

Если бы равновесие между мужской и женской энергиями на нашей планете не было нарушено, рост эго был бы сильно ограничен. Мы бы не объявляли войну природе и не были бы настолько отчуждены от Бытия.

Никто не знает точной цифры, потому что никаких записей на эту тему не велось, но можно с большой степенью уверенности сказать, что за триста лет «святой инквизицией» — организацией, основанной Римской католической церковью для подавления ереси — было замучено и убито от трёх до пяти миллионов женщин. Наряду с холокостом это, бесспорно, одна из самых мрачных глав в истории человечества. Если женщина проявляла любовь к животным, гуляла одна в лесу или в поле и собирала лечебные травы, этого было достаточно, чтобы назвать её ведьмой, подвергнуть пыткам и сжечь на костре. Святое женское начало было объявлено демоническим, и целое измерение во многом исчезло из человеческого опыта. Другие культуры и религии, такие как иудаизм, ислам и даже буддизм, также подавляли женское измерение, хоть и не столь жестоко. Статус женщины был низведён до такого уровня, когда ей полагалось лишь вынашивать и рожать детей и быть собственностью мужчины. Миром, утратившим всякое равновесие, стали править мужчины, подавлявшие женское начало даже в самих себе. Остальное принадлежит истории, а точнее, истории болезни безумия.

Кто в ответе за этот страх перед женским началом, который иначе как острой коллективной паранойей и не назовёшь? Можно было бы сказать: ну, конечно, мужчины. Но почему тогда во многих дохристианских цивилизациях, таких как шумерская, египетская и кельтская, женщин уважали, а женского принципа не только не боялись, а, наоборот, почитали его? Что заставило мужчин вдруг почувствовать, что женщина им угрожает? Их развивающееся эго. Оно знало, что может установить над нашей планетой полный контроль только с помощью мужской формы, а для этого надо было лишить женщину силы.

Со временем эго подчинило себе и большинство женщин, хотя в них оно так и не смогло укорениться так же глубоко, как в мужчинах.

Сейчас мы оказались в ситуации, когда подавление женского начала стало внутренним даже у большинства женщин. В таком подавленном состоянии святое женское начало воспринимается многими женщинами как эмоциональная боль. Она стала частью их болевого тела вместе с болью, которую причиняли женщинам роды, изнасилования, рабство, пытки и насильственная смерть и которая накапливалась в них тысячелетиями.

Но сейчас всё быстро меняется. По мере того как многие люди становятся более осознанными, эго теряет власть над человеческим умом. А поскольку в женщине эго укоренилось не так глубоко, оно теряет над ними власть быстрее, чем над мужчинами.

НАЦИОНАЛЬНЫЕ И РАСОВЫЕ ТЕЛА БОЛИ

У некоторых стран, чьи жители многократно испытывали на себе акты коллективного насилия или же сами их совершали, коллективное болевое тело тяжелее, чем у других. Вот почему болевые тела более старых наций, как правило, сильнее. По этой же причине более молодые страны, такие как Канада и Австралия, или страны, которые оставались более защищёнными от окружающего безумия, такие как Швейцария, обычно имеют более лёгкие коллективные болевые тела. Хотя, конечно, и в этих странах у людей есть личные болевые тела, с которыми им приходится справляться. Если вы достаточно чувствительны, то, едва сойдя с самолёта, можете почувствовать тяжесть в энергетическом поле некоторых стран. В других странах скрытое насилие таится прямо за фасадом повседневной жизни. У некоторых наций, например на Ближнем Востоке, коллективное болевое тело так воспалено, что значительная часть населения вынуждена воплощать его в бесконечном и безумном цикле преступлений и возмездий, с помощью которого болевое тело постоянно себя обновляет.

В странах с тяжёлым, но уже не таким острым болевым телом многие люди пытаются ослабить свою чувствительность к коллективной эмоциональной боли: в Германии и Японии — с помощью работы, а в некоторых других странах — с помощью повального увлечения алкоголем (который, впрочем, при чрезмерном употреблении может оказывать обратное действие и стимулировать болевое тело). Тяжесть болевого тела Китая в какой-то степени облегчается широким распространением практики тай-цзи, удивительным образом не попавшей под запрет, несмотря на то что коммунистическое правительство видит угрозу во всём, что неподвластно его контролю. Каждый день на улицах и в городских парках миллионы людей занимаются этой медитацией в движении, которая успокаивает ум. Это заметно влияет на коллективное энергетическое поле и в какой-то степени уменьшает болевое тело, так как снижает умственную активность и генерирует Присутствие.

Духовные практики, задействующие физическое тело, такие как тай-цзи, цигун и йога, также получают всё больше признания в западном мире. Они не создают разграничений между телом и духом и помогают ослабить болевое тело. Они сыграют важную роль в глобальном пробуждении.

Коллективное расовое болевое тело сильно выражено у еврейского народа, веками подвергавшегося преследованиям. Не менее сильное оно и у коренных жителей Америки, что неудивительно в свете того, что их численность сократилась в десятки раз, а культура была почти полностью уничтожена европейскими поселенцами. Сильно выражено коллективное болевое тело и у чернокожих американцев. Их предков силой вывезли из родных мест, принудили к повиновению и продали в рабство. Основа американского экономического процветания была заложена трудом четырёх-пяти миллионов чернокожих рабов. При этом страдания, причинённые коренным и чернокожим американцам, оставили свой след не только в этих двух расах, но и стали частью коллективного американского болевого тела. Последствия любых актов насилия, угнетения и жестокости всегда ложатся бременем и на жертву, и на преступника. Ибо что вы делаете с другими, вы делаете и с самим собой.

В общем-то, неважно, какая доля вашего болевого тела принадлежит вашей нации или расе, а какая лично вам. В любом случае выйти за его пределы можно, лишь приняв на себя ответственность за своё внутреннее состояние прямо сейчас. Даже если обвинения кажутся вам более чем оправданными, обвиняя других, вы питаете болевое тело своими мыслями и остаётесь в плену эго. Единственная сущность, вершащая зло на земле, — это человеческая неосознанность. Осознание этого есть истинное прощение. Когда вы прощаете, образ жертвы растворяется и проявляется ваша истинная сила — сила Присутствия. Вместо того чтобы обвинять тьму, вы несёте свет.

ГЛАВА ШЕСТАЯ

Прорыв к свободе

Начало освобождения от болевого тела лежит прежде всего в осознании того, что оно у вас *есть*. А далее, что ещё важнее, в вашей способности сохранять достаточно высокую степень Присутствия и чуткой восприимчивости, чтобы в моменты активизации болевого тела замечать его в себе как сильный наплыв негативных эмоций. Когда вы осознаете своё болевое тело, оно уже не может притворяться вами, а также жить и обновляться через вас.

Отождествление с болевым телом разрушается вашим осознанным Присутствием. Когда вы не отождествляетесь со своим болевым телом, оно не может контролировать ваше мышление и потому не может обновлять себя, питаясь вашими мыслями. В большинстве случаев болевое тело растворяется не сразу, но, как только вы обрываете связь между ним и своим мышлением, оно начинает терять энергию. Ваши мысли перестают затуманиваться эмоциями; восприятие настоящего перестаёт искажаться прошлым. И тогда энергия, пленённая болевым телом, меняет свою вибрационную частоту и преобразуется в Присутствие. Так болевое тело становится топливом для сознания. Поэтому у многих самых мудрых, самых просветлённых людей на нашей планете в своё время было тяжёлое болевое тело.

Что бы вы ни говорили и ни делали и какое бы лицо вы ни являли миру, вы не можете скрыть своё умственно-эмоциональное состояние. Каждый человек излучает энергетическое поле, соответствующее его внутреннему состоянию, и большинство людей чувствуют это поле, хотя часто воспринимают его лишь на уровне подсознания. То есть люди не знают, что они его чувствуют, но при этом оно во многом определяет их восприятие того или иного человека и то, как они на него реагируют. Некоторые люди воспринимают это поле отчётливее всего, когда видят кого-то в первый раз — ещё до того, как произойдёт обмен словами. Но чуть позже слова завладевают отношениями, а вместе с ними приходят роли, которые играет большинство людей. Всё внимание перемещается в сферу ума, и способность чувствовать энергетическое поле другого человека заметно уменьшается. Хотя на бессознательном уровне оно по-прежнему ощущается.

Если вы понимаете, что болевые тела неосознанно ищут ещё больше боли, то есть хотят, чтобы случилось что-то плохое, вы увидите, что виновниками многих дорожных аварий становятся водители с активным болевым телом. Когда два таких водителя одновременно подъезжают к перекрёстку, вероятность аварии во много раз выше, чем в обычных обстоятельствах. Оба они неосознанно стремятся к аварии. Роль болевых тел в дорожно-транспортных происшествиях особенно ярко проявляется в так называемой «дорожной ярости», когда водители буквально звереют и прибегают к физической агрессии порой по самому ничтожному поводу: к примеру, если кто-то впереди них едет слишком медленно.

Многие акты насилия совершаются «нормальными» людьми, которые на время превращаются в маньяков. По всему миру можно услышать на судебных разбирательствах слова защиты: «Это совершенно нехарактерно для моего подзащитного». Им вторят обвиняемые: «Не знаю, что на меня нашло». Насколько мне известно, ещё ни один защитник не сказал судье, хотя, быть может, этот день не за горами: «Мой подзащитный не может нести полную ответственность за случившееся. У него проснулось болевое тело, и он не отдавал себе отчёта в том, что делал. Фактически это сделал не он, а его болевое тело».

Значит ли это, что люди не отвечают за свои поступки, находясь во власти болевого тела? Мой ответ: а как они могут за них отвечать? Как вы можете отвечать за то, что совершили в неосознанном состоянии, не зная, что вы делаете? Однако в более широком контексте людям суждено эволюционировать и превратиться в осознанных существ. Те, кто этого не сделает, будут страдать от последствий своей неосознанности. Они не настроены на эволюционный импульс вселенной.

Но даже это верно лишь относительно. В более глобальном смысле не совпадать с эволюционным импульсом вселенной невозможно, и даже человеческая неосознанность и порождаемые ею страдания являются частью этой эволюции. Когда бесконечный цикл страданий становится для вас невыносимым, вы начинаете пробуждаться. Так что в более широкой картине реальности у болевого тела тоже есть своя роль.

ПРИСУТСТВИЕ

Ко мне на консультацию пришла женщина, которой было тридцать с чем-то лет. Она поздоровалась, и я почувствовал за её вежливой дежурной улыбкой скрытую боль. Когда она начала рассказывать свою историю, её улыбка тут же сменилась гримасой боли. Затем она безудержно разрыдалась. Она сказала, что чувствует себя одинокой и несостоявшейся. В её жизни было много гнева и горя. В детстве она подвергалась физическому насилию со стороны отца. Я быстро понял, что её боль была вызвана не теперешними обстоятельствами её жизни, а невероятно тяжёлым болевым телом. Оно стало фильтром, через который она смотрела на свою жизненную ситуацию. Она ещё не могла увидеть связь между эмоциональной болью и своими мыслями, так как полностью отождествляла себя и с тем, и с другим. Она ещё не понимала, что питает болевое тело своими мыслями. Другими словами, она жила под бременем глубоко несчастного «я». И всё же на каком-то уровне она, должно быть, сознавала, что источник боли находится в ней самой, что она сама себе в тягость. Она была готова пробудиться, потому и пришла.

Я попросил её сосредоточиться на том, что она ощущает в своём теле, и почувствовать эту эмоцию напрямую, а не через фильтр своих несчастных мыслей и своей грустной истории. Она сказала, что пришла узнать, как выбраться из состояния безысходности, а не как в него войти. Однако, пусть неохотно, она всё же сделала то, о чём я просил. По её лицу текли слёзы, её всю трясло. «Это то, что вы чувствуете в настоящий момент, — сказал я. — И с тем, что *в настоящий момент* вы чувствуете себя именно так, ничего нельзя поделать. Вы хотите, чтобы настоящий момент был не таким, какой он есть, и это усиливает вашу боль. Можете ли вы теперь отказаться от этого желания и полностью принять переживания, которые вы сейчас испытываете?»

Она ненадолго затихла. А потом сердито и нетерпеливо, словно собиралась встать и уйти, сказала: «Нет, я не хочу это принять!» «Кто это говорит? — спросил я её. — Вы или страдание внутри вас? Можете ли вы увидеть, что страдать по поводу того, что вы страдаете, — это лишь ещё один слой страданий?» Она снова успокоилась. «Я не прошу вас что-то *делать*. Я только прошу вас понять, можете ли вы просто позволить этим чувствам быть. Другими словами — хотя это может звучать довольно странно, — если вы не будете иметь ничего против своих страданий, что с ними станет? Разве вам неинтересно узнать?»

На её лице промелькнуло удивление. Минуту или две мы сидели молча, и вдруг я заметил, что в её энергетическом поле произошёл заметный сдвиг. Она сказала: «Удивительно. Мне по-прежнему плохо, но теперь вокруг моих страданий есть пространство. И всё это уже не так важно». Я впервые слышал, чтобы кто-то выразил это подобным образом: «Вокруг моих страданий есть пространство». Это пространство, разумеется, возникает тогда, когда вы внутренне принимаете все свои переживания в данный момент.

После этого я уже почти ничего не говорил, давая ей возможность побыть с этим ощущением. Позже ей стало ясно, что как только она перестала отождествляться со своими страданиями, со старыми болезненными эмоциями, которые в ней жили, и направила своё внимание прямо на них, не пытаясь им сопротивляться, они потеряли власть над её мыслями и перестали просачиваться в сфабрикованную умом историю под названием «несчастная я». В её жизнь вошло другое измерение, выходящее за пределы её личного прошлого, — измерение Присутствия. А так как без грустной истории нельзя быть несчастным, её несчастью пришёл конец. Это также было началом конца её болевого тела. Сами эмоции не делают вас несчастными. Они образуют несчастье только вкупе с грустной историей.

Когда наш сеанс закончился, у меня было ощущение, что произошло что-то важное: только что у меня на глазах ещё в одном человеке пробудилось Присутствие. Для того мы и существуем в человеческой форме, чтобы привносить в мир это измерение сознания. Я также стал свидетелем того, как болевое тело уменьшается не от борьбы с ним, а от направленного на него света сознания.

Через пару минут после ухода моей гостьи ко мне зашла знакомая, чтобы отдать какую-то вещь. Едва войдя в комнату, она сказала: «Что здесь произошло? Какая тяжёлая и мутная энергия! Ещё немного, и мне станет плохо. Надо проветрить комнату и зажечь благовония». Я объяснил ей, что только что стал свидетелем мощнейшего энергетического выхлопа у человека с очень плотным болевым телом и что, скорее всего, она частично ощущает энергию, высвободившуюся во время сеанса. Однако моя знакомая не захотела остаться и послушать мой рассказ. Она стремилась поскорее уйти.

Я открыл окна и пошёл пообедать в маленький индийский ресторанчик недалеко от офиса. То, что там произошло, ещё раз ясно подтвердило уже известную мне вещь: на каком-то уровне все кажущиеся индивидуальными человеческие болевые тела связаны между собой. Хотя форма, которую приняло это подтверждение, оказалась шокирующей.

ВОЗВРАЩЕНИЕ БОЛЕВОГО ТЕЛА

Я сел за столик и заказал еду. В ресторане было ещё несколько посетителей. За соседним столиком сидел мужчина средних лет в инвалидной коляске, который уже почти поел. Один раз он быстро, но пристально посмотрел на меня. Прошло несколько минут. Внезапно он забеспокоился, разволновался и весь задёргался. Подошёл официант, чтобы забрать его тарелку. Мужчина стал с ним препираться: «Еда была скверная. Отвратительная!» «Зачем же вы её ели?» — спросил официант. И тут мужчина как с цепи сорвался. Он стал кричать и сыпать оскорблениями, из его рта вылетали грязные ругательства. Комнату затопила волна кипящей ненависти. Можно было почувствовать, как эта энергия проникает в клетки тела, ища, за что бы зацепиться. Теперь он кричал уже и на других посетителей, однако по какой-то странной причине совершенно игнорировал меня — я же сидел в состоянии интенсивного Присутствия. Я заподозрил, что всеобщее человеческое болевое тело вернулось, чтобы сказать мне: «Ты думал, что победил меня. Смотри, я ещё здесь!» Не исключал я и того, что энергетическое поле, высвободившееся во время сеанса, последовало за мной в ресторан и прикрепилось именно к тому человеку, у которого была совместимая с ним частота вибраций, то есть тяжёлое болевое тело.

Менеджер распахнул дверь: «Уходите! Сейчас же уходите!» Мужчина выкатился прочь на своём электрическом кресле-каталке, оставив всех ошеломлёнными. Но через минуту он вернулся. Его болевое тело ещё не насытилось. Ему хотелось добавки. Он распахнул дверь, толкнув её своим креслом-каталкой, и разразился нецензурной бранью. Официантка попыталась преградить ему дорогу. Он включил максимальную скорость и своим креслом-каталкой пригвоздил её к стене. Посетители повскакали с мест и попытались его оттащить. Крики, вопли, сущий ад. Вскоре появился полицейский, и мужчина притих. Его попросили покинуть ресторан и больше здесь не появляться. К счастью, официантка не пострадала, если не считать синяков на ногах. Когда всё закончилось, менеджер подошёл к моему столику и полушутя, но, возможно, интуитивно чувствуя какую-то связь, спросил: «Это всё ваша работа?»

БОЛЕВОЕ ТЕЛО У ДЕТЕЙ

У детей болевые тела иногда проявляются как плохое настроение или замкнутость. Ребёнок становится угрюмым, отказывается взаимодействовать и может сидеть в углу, прижимать к себе куклу или сосать палец. Болевое тело также может проявляться в виде приступов плача или бурных капризов. Ребёнок пронзительно кричит, может начать кататься по полу или крушить всё вокруг. Неудовлетворённое желание может легко спровоцировать болевое тело на реакцию, а в развивающемся эго сила желания может быть очень мощной. Ничего не понимающие родители, не веря своим глазам, беспомощно смотрят, как их маленький ангел в считаные секунды становится маленьким монстром. «Откуда такое страдание?» — спрашивают они себя. В той или иной степени это доля ребёнка в коллективном болевом теле человечества, которое восходит к самым истокам человеческого эго.

Но, возможно, ребёнок уже успел впитать боль из болевых тел своих родителей, так что теперь они видят в нём отражение того, что есть в них самих. На высокочувствительных детей болевые тела их родителей влияют особенно сильно. Безумные драмы, которые разыгрываются на глазах у ребёнка, причиняют ему почти невыносимую эмоциональную боль, поэтому именно такие чувствительные дети часто становятся взрослыми с тяжёлыми болевыми телами. Родители не могут обмануть детей, пытаясь скрыть от них свои болевые тела и говоря друг другу: «Мы не должны ругаться и ссориться в присутствии детей». Обычно это кончается тем, что, пока родители «мило беседуют», дом пропитывается негативной энергией. Подавляемые болевые тела чрезвычайно токсичны — даже больше тех, что проявляются открыто. Психические токсины впитываются детьми и способствуют развитию их собственных болевых тел.

Некоторые дети узнают об эго и о болевом теле на подсознательном уровне, просто живя с глубоко неосознанными родителями. Женщина, у родителей которой были сильные эго и тяжёлые болевые тела, рассказывала мне, что часто, когда её родители ругались и орали друг на друга, она смотрела на них и, хоть и любила их, говорила себе: «Это просто психи. Как меня сюда занесло?» В ней уже было осознание безумия такого образа жизни. Это осознание помогло уменьшить количество боли, которую она впитала от родителей.

Родители часто задаются вопросом: как обращаться с болевым телом ребёнка? Перед этим, конечно, надо спросить: а как они обращаются с собственными болевыми телами, осознают ли они их внутри себя, могут ли в моменты их активизации сохранять такое состояние присутствия, чтобы осознавать свою эмоцию на чувственном уровне — до того, как она успеет превратиться в мысль, а значит, и в «несчастного меня»?

Пока ребёнок находится во власти болевого тела, мало что можно сделать, кроме как оставаться в состоянии Присутствия, чтобы не вовлечься в эмоциональное реагирование. Оно будет лишь подпитывать болевое тело ребёнка. Болевые тела могут вести себя самым драматическим образом. Не попадайтесь на эту удочку. Не воспринимайте эту драму слишком серьёзно. Если болевое тело активизировалось из-за неудовлетворённого желания, не уступайте его требованиям. Иначе ребёнок усвоит: «Чем я несчастнее, тем больше у меня шансов получить желаемое». Это верный путь к ущербности в дальнейшей жизни. Болевое тело будет раздражать отсутствие реакции с вашей стороны, и оно может ненадолго распалиться ещё больше, прежде чем успокоится. К счастью, у детей подобные «спектакли» обычно длятся меньше, чем у взрослых.

Через некоторое время после того, как болевое тело утихомирилось, или, может быть, на следующий день вы можете поговорить с ребёнком о случившемся. Но не *рассказывайте* ему о болевом теле. Лучше задавайте вопросы. Например: «Что это на тебя вчера нашло, когда ты раскричался и никак не мог остановиться? Ты помнишь? Что ты чувствовал? Это было приятно? У того, что на тебя нашло, есть название? Нет? А если бы было, то какое? Если бы ты мог его видеть, то как бы оно выглядело? Можешь его нарисовать? Что с ним произошло, когда оно ушло? Оно пошло спать? Думаешь, оно может вернуться?»

Примерно такие вопросы можно задать ребёнку. Все они нацелены на то, чтобы пробудить в нём способность наблюдать и быть свидетелем, то есть Присутствие. Вопросы помогут ребёнку разотождествиться с болевым телом. Вы также можете поговорить с ребёнком на его языке о своём собственном болевом теле. В следующий раз, когда им снова овладеет болевое тело, вы можете сказать: «Оно вернулось, да?» Используйте именно те слова, которые использовал ребёнок, когда вы с ним об этом говорили. Направьте его внимание на то, как он это *ощущает*. Старайтесь проявлять интерес и любопытство, а не критиковать и обвинять.

Вряд ли всё это тотчас остановит болевое тело. Вам может казаться, что ребёнок вас даже не слышит, однако где-то в глубине его сознания будет сохраняться некоторая осознанность, даже когда болевое тело активно. После нескольких таких случаев осознанность в нём укрепится, а болевое тело ослабнет. Это значит, что его Присутствие становится глубже. И однажды вы можете обнаружить, что уже не вы, а ваш ребёнок указывает вам на то, что вами завладело болевое тело.

СОСТОЯНИЕ НЕСЧАСТЬЯ

Не каждое состояние несчастья гнездится в болевом теле. Это может быть и новый пласт несчастья, который создаётся всякий раз, когда вы теряете сонастроенность с настоящим моментом, когда вы как-то отрицаете то, что есть Сейчас. Когда вы признаёте, что настоящий момент всегда уже такой, какой он есть, и потому неизбежен, вы можете говорить ему внутри себя решительное «да» и не только не усугублять своё несчастье, но, в отсутствие внутреннего сопротивления, обнаружить, что сама Жизнь даёт вам силы.

Страдания, рождаемые болевым телом, всегда совершенно несоразмерны их видимой причине. Иначе говоря, это чрезмерная реакция. Именно так их можно распознать, хотя это не всегда под силу самому страдающему, тому, кто одержим болевым телом. Человек с тяжёлым болевым телом легко находит повод для расстройства, гнева, грусти, обид или страха. Относительные мелочи, которые кто-то другой и вовсе не заметит или просто от них отмахнётся, становятся видимой причиной глубокого несчастья. Конечно, это не истинная причина, а только повод для реакции. Они возвращают к жизни старый эмоциональный заряд. После чего эмоция перемещается в голову, где она усиливает и питает энергией эгоические структуры ума.

Болевое тело и эго — близкие родственники. Они нуждаются друг в друге. Событие или ситуация, вызвавшие боль, интерпретируются, проходя через фильтр обуреваемого эмоциями эго, на основе чего рождается ответная реакция. При этом их значимость полностью искажается. Вы смотрите на настоящее глазами вашего эмоционального прошлого. То есть то, что вы видите и переживаете, находится не в событии или ситуации, а в вас самих. Или же причина ваших переживаний и вправду может быть заключена в событии или ситуации, но вы усиливаете её своей реакцией. Именно этой реакции, этого усиления хочет и ищет болевое тело, поскольку они-то его и питают.

Человек, одержимый тяжёлым болевым телом, зачастую не может выйти за рамки своей искажённой интерпретации, своей отягощённой эмоциями «истории». Чем больше в этой истории негативных эмоций, тем она тяжелее и непроницаемее. Поэтому история воспринимается совсем не как история, а как реальность. Когда вы находитесь во власти движущихся мыслей и сопутствующих им эмоций, сделать шаг наружу невозможно, так как вы даже не знаете, что это «снаружи» существует. Вы пойманы в ловушку собственного кинофильма или сна, в ловушку собственного ада. Для вас это реальность, и никакой другой реальности тут быть не может. И ваша реакция для вас — единственно возможная.

РАЗРУШЕНИЕ ОТОЖДЕСТВЛЕНИЯ С БОЛЕВЫМ ТЕЛОМ

Человек с сильным и активным болевым телом излучает специфическую энергию, которую другие люди воспринимают как крайне неприятную. Встречая такого человека, некоторые тут же хотят оказаться от него подальше или свести общение с ним до минимума. Они чувствуют, что его энергетическое поле их отталкивает. Другие ощущают по отношению к нему прилив агрессии — они могут быть с ним грубы и могут атаковать его словесно, а иногда и физически. Это говорит о том, что в них есть что-то, резонирующее с болевым телом этого человека. То, на что они так остро реагируют, есть и в них самих. Это их собственное болевое тело.

Неудивительно, что люди с тяжёлыми и часто активизирующимися болевыми телами то и дело оказываются в конфликтных ситуациях. Конечно, порой они их сами активно провоцируют. Но в других случаях они могут не делать ничего такого. Излучаемой ими негативности достаточно, чтобы притянуть враждебность и вызвать конфликт. Чтобы избежать реагирования при столкновении с человеком, чьё болевое тело столь активно, требуется высокая степень Присутствия. Если вы способны сохранять Присутствие, то иногда это позволяет другому человеку разотождествиться со своим болевым телом и пережить чудо внезапного пробуждения. Хотя это пробуждение может длиться недолго, тем не менее процесс уже запущен.

Одно из первых пробуждений, которые мне довелось наблюдать, случилось много лет назад. Около одиннадцати часов вечера в дверь моего дома позвонили. Из домофона донёсся взволнованный голос моей соседки Этели: «Нам надо поговорить. Это очень важно. Пожалуйста, откройте». Этель была женщиной средних лет, умной и прекрасно образованной. Кроме этого, у неё было сильное эго и тяжёлое болевое тело. Подростком она бежала из нацистской Германии, но многие члены её семьи погибли в концлагерях.

Этель села на диван. Она была взволнована, руки её дрожали. Вытащив из принесённой с собой папки письма и документы, она разложила их на диване и на полу. У меня тут же возникло странное ощущение, будто сработал какой-то рубильник, и всё во мне включилось на полную мощность. Единственное, что можно было сделать в такой ситуации, — это оставаться открытым, восприимчивым и в высшей степени присутствующим — присутствующим каждой клеткой тела. Я смотрел на неё без единой мысли, без единого суждения и слушал в состоянии внутренней тишины и неподвижности без всяких мысленных комментариев. Из её уст стал изливаться поток слов: «Сегодня они прислали мне ещё одно ужасное письмо. Это настоящая вендетта. Вы должны мне помочь. Мы должны сражаться с ними вместе. Их продажные адвокаты ни перед чем не остановятся. У меня отнимут дом. Они угрожают мне выселением».

Выяснилось, что она отказалась оплачивать жилищно-коммунальные услуги, потому что управляющие собственностью что-то не отремонтировали. Они, в свою очередь, пригрозили подать на неё в суд.

Она говорила около десяти минут. Я сидел, смотрел и слушал. Внезапно она замолчала и посмотрела на разложенные вокруг себя бумаги, как будто только что пробудилась от сна. Она стала тихой и спокойной. Всё её энергетическое поле изменилось. Она посмотрела на меня и сказала: «Это ведь совсем не важно, правда?» «Правда», — ответил я. Она тихонько посидела ещё пару минут, затем собрала свои бумаги и ушла. На следующее утро она остановила меня на улице и посмотрела на меня немного подозрительно: «Что вы со мной сделали? Прошлой ночью я впервые за много лет хорошо спала. Я спала как ребёнок!»

Она считала, что я с ней что-то «сделал». Но я ничего не делал. Вместо того чтобы спрашивать, что я сделал, ей стоило бы спросить, чего я не делал. Я не реагировал, не подтверждал реальность её истории, не питал её ум ещё большим количеством мыслей, а её болевое тело — ещё большим количеством эмоций. Я позволил ей пережить всё, что она переживала в тот момент, а сила позволения заключается в том, чтобы не мешать и ничего не делать. Состояние Присутствия несравненно сильнее всего, что можно сказать или сделать, хотя иногда Присутствие может дать импульс к словам или действиям.

То, что с ней произошло, ещё не было устойчивым сдвигом — это был лишь проблеск возможного, того, что в ней уже было. В дзен такой проблеск называется *сатори*. Сатори — это момент Присутствия, шаг за рамки голоса у вас в голове, за рамки мыслительного процесса и его отражения в теле в виде эмоций. Это рождение внутреннего простора там, где прежде были толкотня мыслей и бурление эмоций.

Думающий ум не может понять Присутствие и зачастую неверно его истолковывает. Он будет твердить, что вы не заботливы, дистанцированы, что в вас нет сострадания, что вы не идёте на контакт. На самом деле вы идёте на контакт, но на более глубоком уровне, чем мысли и эмоции. Именно на этом уровне происходит истинная встреча, истинное единение, которое выходит далеко за рамки обычного общения. В тишине Присутствия можно чувствовать бесформенную суть в себе и в другом как нечто единое. Переживание своего единства с другим чело-

196

веком и есть истинная любовь, истинная забота, истинное сострадание.

«СПУСКОВЫЕ КРЮЧКИ»

Некоторые болевые тела реагируют лишь на конкретный стимул или ситуацию, которые обычно резонируют с определёнными видами эмоциональной боли, пережитой в прошлом. Так, если ребёнок растёт в семье, где финансовые вопросы часто становятся источником драмы и конфликтов, он может впитать родительский страх по поводу денег, и тогда у него разовьётся болевое тело, которое будет «включаться» при затрагивании любых финансовых вопросов. Став взрослым, он будет расстраиваться или злиться даже из-за самых мелких денежных сумм. За его расстройством или гневом стоят вопросы выживания и сильный страх. Мне случалось видеть духовных, то есть относительно осознанных людей, которые начинали кричать и сыпать обвинениями, как только снимали телефонную трубку, чтобы поговорить со своим биржевым маклером или агентом по недвижимости. Подобно тому, как на каждой пачке сигарет есть предупреждение о вреде курения, на каждой банкноте и каждом банковском документе следовало бы писать: «Деньги могут активировать болевое тело и вызывать полную неосознанность».

Тот, кто в детстве был лишён родительской заботы или кого бросили один или оба родителя, скорее всего, разовьёт болевое тело, которое будет включаться в любой ситуации, хотя бы отдалённо резонирующей с исходной болью брошенного ребёнка. Друг, который должен был встречать их в аэропорту и опоздал на несколько минут, или поздно вернувшаяся домой жена могут вызвать тяжёлый приступ активности болевого тела. Если супруг или любимый человек уходит от них или умирает, они страдают куда сильнее, чем это естественно в такой ситуации. Это может быть глубокая тоска, мучительная, долгая и парализующая жизнь депрессия или зашкаливающий гнев.

Женщина, которая в детстве подвергалась физическому насилию со стороны отца, может обнаружить, что её болевое тело легко пробуждается при любых близких отношениях с мужчиной. Или же эмоции, образующие её болевое тело, могут толкать её к мужчине, чьё болевое тело схоже с болевым телом её отца. Её болевое тело может чувствовать магнетическое притяжение к тому, кто, по его ощущениям, даст ему ещё больше той же самой боли. Эту боль иногда ошибочно принимают за влюблённость.

У мужчины, который был нежеланным ребёнком и не получал от матери ни любви, ни настоящей заботы и внимания, развилось тяжёлое амбивалентное болевое тело, состоящее из сильной неутолённой жажды материнской любви и внимания и в то же самое время острой ненависти к ней за отказ дать ему то, в чём он так отчаянно нуждался. Когда он стал взрослым, почти каждая женщина активировала нуждаемость его болевого тела, являющуюся видом эмоциональной боли. Это проявлялось как навязчивая потребность «завоёвывать и соблазнять» чуть ли не каждую встречную женщину, чтобы таким образом получать женскую любовь и внимание, которых жаждало его болевое тело. Он сильно преуспел в искусстве обольщения, но едва отношения становились близкими или же его домогательства отвергались, как гнев его болевого тела на мать давал о себе знать и рушил отношения.

Когда вы научитесь осознавать своё болевое тело в моменты его пробуждения, то быстро поймёте, какие стимулы его чаще всего активируют, будь то ситуации или чьи-то слова и поступки. Столкнувшись с таким стимулом, вы сможете сразу распознать его и войти в состояние повышенной бдительности. Через секунду-другую вы также заметите в себе эмоциональную реакцию — пробуждающееся болевое тело — однако, оставаясь в интенсивном состоянии Присутствия, вы не будете с ним отождествляться, и поэтому болевое тело не сможет вами овладеть и превратиться в голос в вашей голове. Если в этот момент ваш близкий человек находится рядом, вы можете сказать ему: «То, что ты сейчас сказал (или сделал), разбудило моё болевое тело». Договоритесь, что каждый раз, когда один из вас говорит или делает что-то, что активирует болевое тело другого, вы обязательно будете это озвучивать. Тогда болевое тело не сможет обновляться, питаясь драмой ваших отношений, и, вместо того чтобы ввергать вас в состояние неосознанности, оно будет помогать вам всецело присутствовать в происходящем.

Каждый раз, когда в моменты пробуждения болевого тела вы сможете оставаться в состоянии Присутствия, часть его негативной эмоциональной энергии будет сгорать и трансформироваться в Присутствие. Оставшаяся же часть быстро ретируется и будет ждать более подходящего момента, чтобы снова пробудиться, то есть момента, когда вы станете менее осознанным. Он может случаться всякий раз, когда вы выпадаете из состояния Присутствия, например, после нескольких рюмок спиртного или когда вы смотрите фильм со сценами насилия. Малейшая негативная эмоция, такая как раздражение или тревога, также может стать дверью, через которую может вернуться болевое тело. Болевому телу нужна ваша неосознанность. Оно не выносит света Присутствия.

БОЛЕВОЕ ТЕЛО КАК ИНСТРУМЕНТ ПРОБУЖДЕНИЯ

На первый взгляд может показаться, что болевое тело — это самое большое препятствие для пробуждения в человечестве нового сознания. Оно овладевает вашим умом, контролирует и искажает ваши мысли, разрушает ваши отношения с людьми и, как свинцовая туча, заполняет всё ваше энергетическое поле. В духовном плане оно старается сделать вас неосознанным, то есть полностью отождествлённым с умом и эмоциями. Оно заставляет вас реагировать, а также говорить и делать то, что умножает страдания в вас самих и в окружающем мире.

По мере того как ваши страдания углубляются, они приносят в вашу жизнь всё больше разрушений. Иногда, не в силах больше справляться со стрессом, тело начинает давать сбои или болеть. Или с вами происходит несчастный случай, вы оказываетесь втянутым в гигантский конфликт или острую ситуацию, вызванную желанием болевого тела, чтобы всё было плохо, или сами прибегаете к физическому насилию. А может, ваша жизнь становится до того невыносимой, что вы больше не можете жить со своим несчастным «я». Стоит ли говорить, что болевое тело является частью этого ложного «я».

Каждый раз, когда вы оказываетесь во власти болевого тела и не видите, в чём тут дело, оно становится частью вашего эго. Всё, с чем вы отождествляетесь, превращается в эго. Болевое тело — одна из самых мощных вещей, с которыми может отождествляться эго. В то же время болевое тело нуждается в эго, чтобы через него обновляться. Но если болевое тело оказывается настолько тяжёлым, что, вместо того чтобы укрепляться, эгоические умственные структуры начинают расшатываться под действием энергетического заряда болевого тела, которое ни на секунду не оставляет их в покое, то этот порочный союз, в конце концов, распадается. Так, электронное устройство, питающееся электрическим током, может от него же и сгореть, если напряжение будет слишком высоким.

Люди с сильными болевыми телами часто доходят до такого предела, когда они чувствуют, что их жизнь невыносима, что они больше не могут терпеть такую боль, такую драму. Одна женщина выразила это чрезвычайно просто: «Я сыта по горло своими страданиями». Некоторые могут почувствовать, как это было со мной, что они больше не в силах жить с самими собой. И тогда их главным приоритетом становится внутренний покой. Острая эмоциональная боль заставляет их разотождествиться с содержанием своего ума и умственно-эмоциональными структурами, порождающими и увековечивающими их несчастное «я». И тогда они понимают, что ни их печальная история, ни их эмоции не есть они сами. Они осознают, что являются знанием, а не тем, что познаётся. Вместо того чтобы затягивать их в неосознанность, болевое тело становится инструментом пробуждения — тем решающим фактором, который принуждает их войти в состояние Присутствия.

Однако в результате беспрецедентного подъёма сознания, который наблюдается сегодня на нашей планете, многим людям уже не нужно проходить через глубокие и острые страдания, чтобы разотождествиться со своим болевым телом. Как только они замечают, что вновь соскальзывают в воронку дисфункции, они могут *осознанно* преодолеть отождествление со своими мыслями и эмоциями, войдя в состояние Присутствия. Они перестают сопротивляться, становятся спокойными и внимательными, едиными с тем, что есть как в них, так и вовне.

Следующий шаг в эволюции человека не является неизбежным, однако впервые в истории нашей планеты он может быть результатом сознательного выбора. Кто делает этот выбор? Вы. А кто есть вы? Сознание, начавшее осознавать само себя.

ОСВОБОЖДЕНИЕ
ОТ БОЛЕВОГО ТЕЛА

Люди часто спрашивают: «Сколько нужно времени, чтобы освободиться от болевого тела?» Конечно, это зависит как от плотности болевого тела данного человека, так и от интенсивности его пробуждающегося Присутствия. Однако страдания, которые вы причиняете себе и другим, порождаются не самим болевым телом, а вашим отождествлением с ним. Не болевое тело, а ваше с ним отождествление заставляет вас вновь и вновь воскрешать прошлое и удерживает вас в неосознанности. Поэтому здесь важнее другой вопрос: «Сколько нужно времени, чтобы освободиться от отождествления с болевым телом?»

А ответ на этот вопрос такой: «Нисколько». Когда болевое тело активируется, знайте: то, что вы сейчас чувствуете, — это ваше болевое тело. Этого знания абсолютно достаточно, чтобы разрушить отождествление с болевым телом. А когда исчезает отождествление, начинается преобразование. Это знание не позволяет старым эмоциям взмыть вверх и ударить вам в голову, чтобы подчинить себе не только ваш внутренний диалог, но также ваши действия и взаимодействия с другими людьми. Это значит, что болевое тело больше не может вас использовать и обновляться через вас. Возможно, старые эмоции ещё будут какое-то время в вас жить и периодически заявлять о себе. Возможно, иногда им будет удаваться обмануть вас и заставить вновь отождествиться с ними, тем самым затемняя знание, но ненадолго. Не проецировать старую эмоцию

НОВАЯ ЗЕМЛЯ

на ситуацию — значит напрямую осознавать её в себе. Это может быть неприятно, но не смертельно. Ваше Присутствие вполне способно её вместить. Эмоция — это не вы.

Когда вы чувствуете своё болевое тело, не думайте, что с вами что-то не так. Эго обожает, когда вы превращаете себя в проблему. За знанием должно следовать приятие. Иначе знание будет вновь затуманиваться. Принять — значит позволить себе чувствовать всё, что вы чувствуете в этот момент. Это часть «есть-ности» настоящего момента. Невозможно спорить с тем, *что есть*. Вернее, можно, но тогда вы будете страдать. Позволяя, вы становитесь таким, какой вы есть: бескрайним и просторным. Вы становитесь целым. Вы больше не фрагмент, каким видит себя эго. В вас проявляется ваша истинная природа, единая с природой Бога.

Вот на что указывал Иисус, говоря: «Будьте целыми, как цел Отец ваш Небесный». Перевод «Итак, будьте совершенны, как совершен Отец ваш Небесный»[1] неверен — исходное греческое слово означает не «совершенный», а «целый». Другими словами, вам не нужно становиться целым — просто *будьте* таким, какой вы уже есть. С болевым телом или без него.

---

[1] Евангелие от Матфея 5:48.

ГЛАВА СЕДЬМАЯ

⸙

Как найти себя

«Gnothi Seauton» — «Познай Себя». Эти слова были высечены над входом в храм Аполлона в Дельфах, местопребывании священного оракула. В Древней Греции люди приходили к оракулу в надежде узнать, что уготовила им судьба или что следует делать в той или иной ситуации. Скорее всего, большинство посетителей читали эти слова, входя в храм, не сознавая, однако, что они указывают на истину более глубокую, чем всё, что мог поведать им оракул. И вряд ли они сознавали, что, каким бы глубоким ни было откровение оракула и какой бы точной ни была полученная ими информация, всё это в конечном счёте окажется бесполезным и не спасёт их от дальнейшего несчастья и страданий, которые они сами себе причиняют, если они не осознают истину, заключённую в наставлении «Познай Себя». Смысл этих слов таков: прежде чем задаваться любым другим вопросом, задайте себе ключевой вопрос всей вашей жизни: «Кто я?»

Неосознанные люди — а многие, попав в ловушку эго, так всю жизнь и живут в неосознанности — быстро скажут вам, кто они такие, назовут своё имя, профессию, расскажут биографию, опишут форму и состояние своего

тела и всё остальное, с чем они себя отождествляют. Ответ других может показаться более глубоким, потому что
они считают себя бессмертной душой или божественным
духом. Но так ли они себя знают или же они просто до-
полнили содержание своего ума какими-то духовными с
виду концепциями? Знание себя — это нечто более глубокое, чем простое заимствование набора идей и убеждений.
Духовные идеи и убеждения в лучшем случае могут быть
полезными указателями, однако сами по себе они редко
обладают достаточной силой, чтобы вытеснить прочно
укоренившиеся сущностные представления о том, кем
вы себя считаете, которые являются частью обусловлен-
ности человеческого ума прошлым. Глубокое знание себя
не имеет ничего общего с какими бы то ни было идеями,
витающими в вашем уме. Знать себя — значит быть укоре-
нённым в Бытии, а не потерянным в своём уме.

ТОТ, КЕМ ВЫ СЕБЯ СЧИТАЕТЕ

Ваше ощущение того, кто вы есть, диктует ваше восприятие собственных потребностей и того, что для вас в жизни важно, — а что для вас важно, то и обладает силой рас-
страивать вас и тревожить. С помощью этого критерия
можно выяснить, как глубоко вы себя знаете. Важно не
обязательно то, что вы говорите или во что верите. Серьёзность и значимость для вас тех или иных вещей можно определить по вашим действиям и реакциям. Поэтому

разумно задать себе вопрос: «Что меня тревожит и расстраивает?» Если вы расстраиваетесь по мелочам, значит, вы таким себя и видите — мелким. Это ваше неосознанное убеждение. А что такое мелочи? Да в конечном счёте всё, так как всё преходяще.

Вы можете говорить: «Я знаю, что я бессмертный дух» или «Я устал от безумия этого мира и стремлюсь лишь к покою», но вот зазвонил телефон. Плохие новости: биржевой рынок рухнул; сделка может провалиться; у вас угнали машину; приехала тёща; поездка отменилась; сорвался контракт; вас бросила жена; они хотят ещё больше денег; они во всём винят вас. Неожиданно вас захлёстывает волна гнева и тревоги. Ваш голос становится жёстким: «Всё, с меня хватит!» Вы обвиняете, судите, нападаете, защищаетесь, оправдываетесь — и всё это на автопилоте. Очевидно, что-то для вас теперь куда важнее внутреннего покоя, к которому, как вы уверяли минуту назад, вы так стремитесь. Да и бессмертным духом вы как-то перестали быть. Сделка, деньги, контракт, потеря или угроза потери стали более важными. Для кого? Для бессмертного духа, которым вы, по вашим словам, являетесь? Нет, для меня. Для маленького меня, который ищет надёжности или самореализации в том, что преходяще, и впадает в беспокойство и гнев, когда он их там не находит. Что ж, теперь вы хотя бы знаете, кем действительно себя считаете.

Если вы и вправду хотите покоя, вы предпочтёте покой. Если бы покой был для вас важнее всего остального и если бы вы действительно знали, что вы — дух, а не «маленький я», то, сталкиваясь со сложными людьми и провоцирующими ситуациями, вы бы не реагировали на них и оставались крайне бдительными. Вы бы немедленно принимали ситуацию и таким образом сливались с ней в одно, а не отделяли себя от неё. Тогда ваша ответная реакция рождалась бы из состояния крайней бдительности. В этом случае реагировал бы тот, кто вы есть (сознание), а не тот, кем вы себя считаете («маленький я»). Такой отклик был бы сильным и эффективным, не превращающим ни ситуацию, ни человека во врага.

Мир всегда следит за тем, чтобы вы не обманывались слишком долго на свой счёт, демонстрируя вам, что для вас по-настоящему важно. Ваши реакции на людей и ситуации, особенно когда всё непросто, — вот лучший показатель того, как глубоко вы себя знаете.

Чем ограниченнее ваше видение себя, чем более сужено оно вашим эго, тем больше вы будете замечать эгоические ограничения и неосознанность в других, тем больше будете на них концентрироваться и тем острее на них реагировать. Их «недостатки» или то, что кажется вам недостатками, превращаются в ваших глазах в образ их личности. Это значит, что вы будете видеть в других только эго и тем самым будете укреплять его в себе. Вместо того чтобы смотреть «сквозь» их эго, вы смотрите «на» него. А кто смотрит на эго? Эго в вас.

Глубоко неосознанные люди воспринимают своё эго через его отражение в окружающих. Когда вы понимаете, что то, на что вы реагируете в других, есть и в вас (а иногда только в вас), вы начинаете осознавать своё собственное эго. На этой стадии вы также можете понять, что вели себя с людьми так, как они, по вашему мнению, вели себя с вами. Вы перестаёте считать себя жертвой.

Вы не эго, поэтому, когда вы начинаете осознавать его в себе, это не значит, что вы теперь знаете, кем вы являетесь, — это значит, что вы знаете, кем вы *не являетесь*. Но именно знание того, кем вы не являетесь, устраняет самое большое препятствие на пути к истинному знанию себя.

Никто не может сказать вам, кто вы есть. Это будет лишь очередная концепция, и потому она вас не изменит. Тому, *кто вы есть*, не нужно, чтобы в него верили. На самом деле любое убеждение, в которое вы верите, становится препятствием. Тому, *кто вы есть*, не нужно даже вашего осознания, ведь вы и без того тот, кто вы есть. Но без осознания тот, кто вы есть, не излучает свой свет в этот мир. Он остаётся в непроявленном, которое, конечно, есть ваш истинный дом. Это всё равно что быть нищим, который не знает, что у него на счету есть сто миллионов долларов, и потому его богатство остаётся непроявленным потенциалом.

ИЗОБИЛИЕ

Ваше представление о себе также тесно связано с вашим видением того, как к вам относятся люди. Многие жалуются, что к ним недостаточно хорошо относятся. «Меня не уважают, не ценят, не замечают, не уделяют мне внимания, воспринимают меня как должное», — говорят они. Когда люди к ним добры, они подозревают в этом скрытые мотивы: «Мною манипулируют, меня хотят использовать. Меня никто не любит».

Они видят себя нуждающимся «маленьким я», чьи нужды не удовлетворяются. Это в корне неверное самовосприятие подрывает все их отношения с людьми. Они считают, что они никому ничего не могут дать и что мир и люди отказывают им в их нуждах. Вся их реальность строится на иллюзорном восприятии себя. Это осложняет любые жизненные ситуации и омрачает все человеческие отношения. Если мысль о нехватке — денег, признания, любви — стала частью вашего самовосприятия, вам всегда будет чего-то не хватать. Вместо того чтобы быть благодарным за то хорошее, что уже есть в вашей жизни, вы видите лишь то, чего вам недостаёт. Благодарность за всё хорошее, что у вас уже есть, — это основа изобилия. Реальность такова: всё то, что, по вашему мнению, мир не хочет вам дать, вы сами не хотите дать миру. А не хотите вы потому, что в глубине души считаете себя маленьким и думаете, что вам нечего дать.

Попрактикуйте пару недель одну вещь и посмотрите, как это изменит вашу жизнь, — давайте людям то, что, по вашему мнению, они не хотят вам дать: похвалу, признание, помощь, любящую заботу и так далее. У вас ничего этого нет? А вы ведите себя так, как будто есть, и всё придёт. Вскоре после того, как вы начнёте отдавать, вы станете получать. Нельзя получить то, что вы не отдаёте. Отток определяет приток. Всё, что, как вам кажется, мир не хочет вам дать, у вас уже есть, но вы никогда об этом не узнаете, если не позволите этому излиться наружу. Это касается и изобилия. Закон взаимозависимости оттока и притока сильно и образно выразил Иисус: «...давайте, и дастся вам; мерою доброю, утрясённою, нагнетённою и переполненною отсыплют вам в лоно ваше; ибо какою мерою мерите, такою же отмерится и вам»[1].

Источник всего изобилия находится не где-то вовне. Это часть того, кто вы есть. И всё же начните с признания и осознания изобилия, имеющегося во внешнем мире. Почувствуйте полноту жизни во всём, что вас окружает. Тепло солнца на вашей коже, прекрасные цветы, выставленные у дверей цветочного магазина, сочность вкушаемого вами плода, изобилие льющейся с небес воды, вымочившей вас до нитки. Вот она, полнота жизни — на каждом шагу. Воспринимая царящее вокруг изобилие, вы пробуждаете изобилие, дремлющее внутри вас. Позвольте ему излиться в мир. Улыбаясь незнакомому человеку, вы уже направляете вовне крошечный поток энергии. Вы становитесь дающим. Почаще спрашивайте себя: «Что я могу здесь дать? Что я могу сделать для этого человека, для этой ситуации?» Не нужно ничем владеть, чтобы чувствовать в себе изобилие, хотя, если вы будете постоянно чувствовать его в себе, к вам почти наверняка всё придёт. Изобилие приходит только к тем, у кого оно уже есть. Звучит почти несправедливо, но это, конечно, не так. Это всеобщий закон. И изобилие, и нехватка — это внутренние состояния, проявляющиеся

---

[1] Евангелие от Луки 6:38.

как ваша действительность. Иисус выразил это такими словами: «Ибо кто имеет, тому дано будет, а кто не имеет, у того отнимется и то, что имеет»[1].

ЗНАНИЕ СЕБЯ
И ЗНАНИЕ О СЕБЕ

Вы можете не хотеть узнать себя, потому что боитесь того, что вам может открыться. Многих людей обуревает тайный страх — а вдруг они плохие? Но ничто из того, что вы можете узнать о себе, не есть вы.

В то время как одни не хотят знать, кто они есть, из-за страха, других гложет ненасытное любопытство, и они хотят знать о себе всё больше и больше. Вы можете быть так увлечены собой, что годами подвергаете себя психоанализу, дотошно исследуете каждый аспект своего детства, открываете в себе тайные страхи и желания и выявляете в структуре своей личности и характера всё новые и более сложные слои. Через десять лет психотерапевт может устать от вас и вашей истории и сказать вам, что анализ наконец-то завершён. Быть может, на прощание он даст вам досье объёмом в пять тысяч страниц: «Вот, это всё о вас. Это тот, кто вы есть». Пока вы идёте домой с тяжёлой папкой, первоначальное удовлетворение от того, что вы наконец себя знаете, быстро сменяется чувством незавершённости и тайным подозрением, что вы — это не-

---

[1] Евангелие от Марка 4:25.

что большее. И это действительно так — возможно, не в смысле количества новых фактов, но в смысле глубинного измерения качества.

Ни в психоанализе, ни в изучении своего прошлого нет ничего плохого — если только вы не путаете знание *о себе* со знанием *себя*. Досье в пять тысяч страниц — это *о вас*, о содержании вашего обусловленного прошлым ума. Всё, что вы можете узнать с помощью психоанализа или самонаблюдения, будет *о вас*. Это не вы. Это содержание, а не суть. Выход за пределы эго — это выход за пределы содержания. Знать себя — значит быть собой, а быть собой — значит перестать отождествляться с содержанием.

Большинство людей определяют себя через содержание своей жизни. Всё, что вы воспринимаете, переживаете, делаете, думаете или чувствуете, — это содержание. Содержание поглощает всё внимание большинства людей, и именно с ним они себя отождествляют. Когда вы думаете или говорите: «моя жизнь», вы имеете в виду не жизнь, *которой вы являетесь*, а жизнь, *которая у вас есть*, — по крайней мере, так вам кажется. Вы имеете в виду содержание: свой возраст, здоровье, отношения с людьми, финансы, работу и жизненную ситуацию, а также умственно-эмоциональное состояние. Внутренние и внешние обстоятельства вашей жизни, ваше прошлое и будущее — всё это принадлежит сфере содержания, равно как и события, то есть всё, что происходит.

Но что же есть помимо содержания? А то, что позволяет ему быть — внутреннее пространство сознания.

ХАОС И ВЫСШИЙ ПОРЯДОК

Если вы знаете себя только через содержание, то будете думать, что знаете, что для вас хорошо, а что плохо. Вы будете делить события на те, которые для меня «хороши», и те, которые «плохи». Это фрагментарное восприятие целостности жизни, где всё взаимосвязано и где у каждого события есть своё место и функция в рамках единого целого. Однако целое — это нечто большее, чем внешняя видимость вещей, чем сумма составляющих его частей, чем всё, что содержат ваша жизнь и мир. За, казалось бы, случайной и хаотичной последовательностью событий, происходящих в нашей жизни или в мире, скрыты и развёртываются высший порядок и цель. Это прекрасно выражено в дзенском изречении: «Падает снег, и каждая снежинка садится на отведённое для неё место». Мы никогда не сможем постичь этот высший порядок, думая о нём, так как, о чём бы мы ни думали, это всего лишь содержание, тогда как высший порядок исходит из бесформенной области сознания, из всеобщего разума. Но мы можем увидеть его проблеск и даже сонастроить себя с ним, то есть стать осознанными участниками развёртывания этой высшей цели.

Когда мы входим в лес, которого не касалась рука человека, наш думающий ум видит вокруг лишь беспорядок и хаос. Он даже перестаёт отличать жизнь (хорошее) от смерти (плохое), потому что новая жизнь повсюду растёт из разлагающейся и гниющей материи. Только когда мы достаточно безмолвны и неподвижны внутри себя и шум мыслей стихает, мы можем почувствовать во всём этом скрытую гармонию, святость и высший порядок, в котором всё идеально, всё на своём месте и не может быть другим, быть как-то иначе, чем есть.

Уму комфортнее в ландшафтном парке, потому что его спланировала мысль, он не вырос естественным образом. Здесь есть понятный уму порядок. В лесу же царит непостижимый для ума порядок, который кажется ему хаосом. Он не вписывается в умственные категории «хорошее» и «плохое». Его нельзя понять с помощью мысли, но можно почувствовать, если позволить мыслям уйти, если войти в состояние тишины и чуткой восприимчивости, если не пытаться понимать и объяснять. Только тогда вы сможете осознать святость леса. И как только вы ощутите эту скрытую гармонию, эту святость, вы поймёте, что не отделены от неё, и станете её осознанным участником. Так природа может помочь вам сонастроиться с целостностью жизни.

ХОРОШЕЕ И ПЛОХОЕ

В какой-то момент жизни большинство людей понимают, что есть не только рождение, рост, успех, хорошее здоровье, удовольствия и победы, но и потери, неудачи, болезни, старость, угасание, боль и смерть. Обычно всё это обозначают как «хорошее» и «плохое», порядок и беспорядок. «Смысл» человеческой жизни обычно ассоциируется с тем, что принято считать «хорошим», однако хорошему постоянно угрожают разрушение, порча, беспорядок, а также

бессмысленность и всё «плохое», когда любые объясне-
ния оказываются бессильны и жизнь теряет всякий смысл.
Рано или поздно беспорядок вторгается в жизнь каждого
человека, сколько бы у него ни было страховых полисов.
Он может прийти в виде потери или несчастного случая,
болезни, инвалидности, старости или смерти. Однако
вторжение в жизнь беспорядка и, как следствие, крушение
выстроенного умом смысла могут открыть путь к высшему
порядку.

В Библии говорится: «Ибо мудрость мира сего есть
безумие пред Богом...»[1] А что такое мудрость мира сего?
Движение мысли и смысл, определяемый исключительно
мыслью.

Мысль изолирует ситуацию или событие и называет
их хорошими или плохими, как если бы они существовали
сами по себе. Если слишком полагаться на мысли, действительность становится фрагментарной. Такая фрагмен-
тация является иллюзией, которая, впрочем, выглядит
очень реальной, пока вы остаётесь у неё в плену. Однако
вселенная — это неделимое целое, где всё взаимосвязано и
где ничто не существует обособленно.

Глубинная взаимосвязь всех вещей и событий означает, что умственные ярлыки «хорошее» и «плохое» в
конечном счёте иллюзорны. Они всегда подразумевают ограничение перспективы, а потому верны лишь относительно и временно. Это прекрасно иллюстрирует
история о мудром человеке, который выиграл в лотерею

---

[1] Первое послание к коринфянам святого апостола Павла 3:19.

дорогой автомобиль. Его родные и друзья были очень рады за него и пришли отпраздновать это событие. «Вот здорово! — сказали они. — Как тебе повезло!» Человек улыбнулся и ответил: «Может быть». Несколько недель он с удовольствием ездил на своей машине. Но однажды в его новенькое авто врезался на перекрёстке пьяный водитель, и он оказался в больнице с многочисленными травмами. Его родные и друзья пришли к нему и сказали: «Какое несчастье!» И на этот раз человек улыбнулся и ответил: «Может быть». Пока он лежал в больнице, произошёл оползень, и его дом рухнул в море. Снова пришли его друзья и сказали: «Какое счастье, что ты был в больнице». И снова он ответил: «Может быть».

«Может быть» мудрого человека означает отказ оценивать любые происходящие события. Вместо того чтобы оценивать то, что есть, он принимает его и тем самым осознанно сонастраивается с высшим порядком. Он знает, что ум зачастую не может понять, какое место в мозаике целого занимает, казалось бы, случайное событие или какова его цель. Но случайных событий не бывает, как не бывает событий и вещей, которые существуют сами по себе и для себя, то есть обособленно. Атомы, из которых состоит ваше тело, когда-то структурировались внутри звёзд, и даже у самого крошечного события есть бессчётное множество причин, которые каким-то непостижимым образом связаны с целым. Если вы захотите отследить первопричину любого события, вам придётся вернуться к самому началу творения. Космос не хаотичен. Само слово *osmos* означает «порядок». Но этот порядок непостижим для человеческого ума, хотя порой он и может узреть его проблеск.

НЕСОПРОТИВЛЕНИЕ ПРОИСХОДЯЩЕМУ

Великий индийский философ и духовный учитель Джидду Кришнамурти более пятидесяти лет проводил беседы и путешествовал по всему миру, пытаясь выразить словами (а это содержание) то, что лежит за гранью слов, за гранью содержания. Уже ближе к концу своей жизни он как-то удивил своих слушателей вопросом: «Хотите знать мой секрет?» Все превратились в слух. Многие приходили послушать его беседы уже двадцать или тридцать лет, но так и не поняли сути его учения. И вот теперь, спустя столько лет, учитель наконец-то даст им ключ к пониманию. «Вот мой секрет, — сказал он. — Я не против того, что происходит».

Он не стал это пояснять, и я подозреваю, что большая часть его слушателей впала в ещё большее недоумение чем раньше. Однако смысл этого простого высказывания очень глубок.

Когда я не против того, что происходит, — что это значит? Это значит, что я внутренне сонастроен с тем, что происходит. Происходящее, разумеется, относится к таковости данного момента, который всегда уже такой, какой он есть. Оно относится к содержанию, к форме, которую принимает настоящий момент — единственный момент который только есть. Быть сонастроенным с *тем, что есть* значит, быть в состоянии внутреннего несопротивления тому, что происходит. Это значит не навешивать на всё ярлык «хорошего» или «плохого», а позволять этому быть. Значит ли это, что тогда вы не можете ничего предпринять, чтобы изменить свою жизнь? Наоборот. Когда основой ваших действий является внутренняя сонастроенность с настоящим моментом, их усиливает разум самой Жизни.

В САМОМ ДЕЛЕ?

В одном японском городе жил мастер дзен Хакуин. Он пользовался большим уважением, и многие люди приходили к нему за духовными наставлениями. Но однажды дочь его соседа, которая была ещё подростком, забеременела. Когда разгневанные родители стали её допрашивать, она в конце концов сказала, что отец ребёнка — Хакуин, мастер дзен. Обуреваемые гневом, родители поспешили к Хакуину и с криками и обвинениями сообщили ему, что их дочь во всём призналась и назвала его отцом ребёнка. На это он сказал лишь: «В самом деле?»

Новость о скандале быстро облетела город и его окрестности. Репутация мастера была погублена. Но это его ничуть не обеспокоило. К нему больше никто не приходил. Он же оставался невозмутимым. Когда родился ребёнок, родители девушки принесли его Хакуину: «Ты отец, вот и заботься о нём». И мастер стал растить ребёнка с любовью и заботой. Через год его мать раскаялась и призналась родителям, что на самом деле отцом ребёнка был молодой человек, работавший в лавке мясника. В глубоком смущении они пришли к Хакуину, чтобы попросить прощения. «Мы действительно очень сожалеем. Мы пришли забрать ребёнка. Наша дочь призналась, что не вы его отец». «В самом деле?» — только и сказал Хакуин, отдавая им ребёнка.

Мастер реагирует на ложь и правду, на плохие и хорошие новости совершенно одинаково: «В самом деле?» Он позволяет форме момента, хорошего или плохого, быть такой, какая она есть, и таким образом не становится участником человеческой драмы. Для него существует лишь данный момент — такой, как есть. События не приобретают личный характер. Он не становится чьей-то жертвой. Он настолько един с происходящим, что оно уже не имеет над ним власти. Только сопротивляясь происходящему, вы оказываетесь в его власти, и тогда мир решает за вас, каким вам быть — несчастным или счастливым.

Ребёнок растёт в любви и заботе. Плохое превращается в хорошее силой несопротивления. Всегда откликаясь на требования текущего момента, мастер спокойно отдаёт ребёнка, когда приходит время это сделать.

Представьте на мгновение, какой была бы реакция эго на разных стадиях этих событий.

ЭГО И НАСТОЯЩИЙ МОМЕНТ

Самые важные, самые основополагающие отношения в вашей жизни — это ваши отношения с Настоящим Момен том, а точнее, с формой, которую он принимает, — то есть с тем, что есть, с тем, что происходит. Если в ваших отношениях с Настоящим Моментом есть дисфункция, она будет отражаться на всех ваших отношениях и всех ситуациях, с которыми вы сталкиваетесь. Простое определение эго может быть и таким: дисфункция в отношениях с настоящим моментом. С тем самым моментом, когда вы можете решить, в каких отношениях вы хотите с ним быть.

Если вы достигли определённого уровня осознанности (а раз вы читаете эти строки, то вы его почти наверняка достигли), вы способны решать, в каких отношениях вы хотите быть с настоящим моментом. Чего я хочу — чтобы настоящий момент был мне другом или чтобы он был мне врагом? Настоящий момент неотделим от жизни, поэтому на самом деле это вопрос о том, в каких отношениях вы хотите быть с жизнью. Если вы предпочтёте иметь настоящий момент своим другом, то первый шаг к этому должны сделать вы сами: проявите к нему дружелюбие, приветствуйте его, в каком бы обличье он к вам ни явился, и результат не заставит себя ждать. Жизнь станет к вам дружелюбной. Люди будут вам помогать. Обстоятельства будут складываться благоприятно. Одно-единственное решение полностью изменит всю вашу действительность. Но это решение надо принимать снова и снова — до тех пор, пока такой образ жизни не станет для вас естественным.

Решение сделать настоящий момент своим другом — это конец эго. Эго никак не может быть сонастроено с настоящим моментом, то есть с жизнью, так как сама природа эго вынуждает его игнорировать Настоящий Момент, сопротивляться ему и принижать его. Эго питается временем. Чем сильнее эго, тем больше время захватывает вашу жизнь. Почти каждая мысль, приходящая вам в голову, связана с прошлым или с будущим, а ваше самоощущение зависит от прошлого, на котором строится ваше «я», и будущего, где это «я» реализуется. Страх, тревога, ожидание, сожаление, вина, гнев — вот проявления дисфункции сознания, привязанного ко времени.

Эго воспринимает настоящий момент с трёх точек зрения: как средство достижения цели, как препятствие или как врага. Давайте по очереди рассмотрим эти точки зрения, чтобы, когда в вас будет действовать та или иная схема поведения, вы могли её узнать, — и вновь принять решение.

Настоящий момент в лучшем случае полезен для эго лишь как средство достижения цели. Он переносит вас в какой-то момент в будущем, который кажется вам более важным, хотя будущее всегда наступает только в виде настоящего момента, а значит, это всегда лишь мысль у вас в голове. Другими словами, вы никогда не бываете полностью здесь, потому что всё время пытаетесь оказаться где-то ещё.

Когда эта схема поведения проявляется ещё сильнее – что случается очень часто, — настоящий момент начинает восприниматься как препятствие, которое нужно преодолеть, и так вы с ним и обращаетесь. Вот откуда возникают нетерпение, расстройство и стресс, ставшие в нашей культуре повседневной реальностью многих людей, их нормальным состоянием. Жизнь — а это то, что есть Сей час — видится как «проблема», и вы начинаете жить в мире проблем, которые вам необходимо решить, прежде чем вы станете счастливым и состоявшимся или сможете зажить по-настоящему, — так, по крайней мере, вы думаете. Но стоит одной проблеме решиться, как тут же возникает другая. Пока настоящий момент воспринимается как препятствие, проблемам не будет конца. «Я будут такой, какой ты хочешь меня видеть, — говорит жизнь — она же Настоящий Момент. — Я буду обращаться с тобой так же, как ты обращаешься со мной. Если ты считаешь меня проблемой, я буду для тебя проблемой. Если ты видишь во мне препятствие, я буду препятствием».

В худшем случае, который не менее типичен, к настоящему моменту относятся как к врагу. Когда вы ненавидите то, что делаете, ругаете всё и вся, проклинаете происходящее или уже случившееся, или когда ваш внутренний диалог состоит из «так должно быть» и «так не должно быть», из осуждений и обвинений — это значит, что вы спорите с тем, что *есть*, с тем, что уже имеет место. Вы делаете Жизнь своим врагом, и Жизнь говорит вам: «Ты хочешь войны? Получай». И тогда внешняя реальность, которая всегда отражает ваше внутреннее состояние, проявляется враждебно.

«Какие у меня сейчас отношения с настоящим моментом?» Этот жизненно важный вопрос следует задавать себе почаще. Задайте его себе и станьте предельно внимательны, чтобы найти ответ. Не отношусь ли я к настоящему лишь как к средству достижения цели? Не воспринимаю ли я его как препятствие? Не превращаю ли его во врага?

Поскольку настоящий момент — это всё, что у вас есть, а Жизнь неотделима от того, что есть Сейчас, то истинный смысл вопроса заключается в следующем: «Какие у меня сейчас отношения с Жизнью?» Этот вопрос — отличный способ сорвать с эго маску и настроиться на состояние Присутствия. Хотя он и не содержит в себе абсолютной истины (ведь, по большому счёту, я и настоящий момент едины), это полезный указатель в правильном направлении. Задавайте его себе как можно чаще, пока необходимость в нём не отпадёт.

Как преодолеть дисфункцию в отношениях с настоящим моментом? Самое главное — это увидеть её в себе, в своих мыслях и действиях. В тот момент, когда вы это видите, когда вы замечаете, что в ваших отношениях с настоящим есть дисфункция, вы находитесь в состоянии Присутствия. Ви́дение — это пробуждающееся Присутствие. Стоит вам увидеть дисфункцию, как она начинает исчезать. Некоторые люди в этот момент начинают смеяться. Вместе с ви́дением приходит сила сделать выбор — сказать Настоящему Моменту «да» и сделать его своим другом.

ПАРАДОКС ВРЕМЕНИ

Внешне настоящий момент — это «то, что происходит». А так как то, что происходит, всё время меняется, создаётся впечатление, что каждый день нашей жизни состоит из тысяч мгновений, в которые происходят разные вещи.

Время воспринимается как бесконечная череда мгновений, одни из которых — «хорошие», а другие — «плохие». Однако если вы всмотритесь повнимательнее — через лупу вашего непосредственного опыта, — то обнаружите, что никакого множества моментов нет. Вы увидите, что всегда есть только *этот самый момент*. Жизнь всегда происходит сейчас. Вся ваша жизнь разворачивается в этом неизменном Сейчас. Даже прошлые или будущие мгновения существуют, лишь когда вспоминаете о них или предвкушаете их, и делаете вы это, думая о них Сейчас, в этот момент, который только один и есть.

Почему же тогда кажется, что этих моментов много? Потому что настоящий момент путают с происходящим, с содержанием. Пространство настоящего путают с тем, что происходит в этом пространстве. В результате того, что настоящий момент путают с его содержанием, возникает не только иллюзия времени, но и иллюзия эго.

Здесь есть парадокс. С одной стороны, как можно отрицать реальность времени? Оно нужно, чтобы добраться из одного места в другое, приготовить еду, построить дом, прочитать эту книгу. Вам нужно время, чтобы вырасти и узнать что-то новое. Кажется, что на всё, что вы делаете, нужно время. Всё находится в его власти, и, в конце концов, «этот кровавый тиран», как назвал его Шекспир, убьёт вас. Время можно сравнить с бурлящей рекой, которая несёт вас в своих водах, или с всепожирающим огнём.

Недавно я встретил старых друзей — семью, с которой я давно не виделся, — и был поражён их видом. Я едва не спросил: «Вы больны? Что случилось? Кто это с вами сделал?» Мать, которая теперь ходила с палочкой, казалось, уменьшилась в размерах, а лицо её сморщилось, как сушёное яблоко. Дочь, прежде полная энергии, энтузиазма и надежд юности, теперь, поставив на ноги троих детей, выглядела изнурённой и уставшей. Но тут я вспомнил, что с момента нашей последней встречи прошло почти тридцать лет. Всё это с ними сделало время. И я уверен, что мой вид поразил их не меньше.

Кажется, что всё зависит от времени, однако же всё происходит в этом самом Сейчас. В этом и заключается парадокс. Куда ни глянь, везде есть множество *косвенных* свидетельств реальности времени: гниющее яблоко или отражение вашего лица в зеркале в сравнении с вашим лицом на фотографии тридцатилетней давности — однако вы никогда не видите *прямых* свидетельств существования времени, вы никогда не ощущаете само время. Вы всегда ощущаете только настоящий момент, а точнее, то, что происходит в этот момент. Если опираться только на прямые доказательства, то получается, что времени нет, а есть лишь Сейчас — извечное Сейчас.

УСТРАНЕНИЕ ВРЕМЕНИ

Невозможно задаться целью когда-нибудь в будущем достичь состояния без эго и начать к ней стремиться. Так вы лишь почувствуете себя ещё более неудовлетворённым, а ваш внутренний конфликт усилится, потому что вам всегда будет казаться, что вы ещё «не там», что вы ещё не достигли этого состояния. Когда свобода от эго является вашей целью в будущем, вы думаете, что вам нужно больше времени, а больше времени означает больше эго. Вглядитесь получше — не является ваш духовный поиск замаскированной формой эго? Даже попытки избавиться от собственного «я» могут быть замаскированным поиском ещё большего количества «я», если избавление от «я» — это цель, отнесённая в будущее. Давать себе больше времени — значит давать больше времени своему «я», вот и всё. Время, то есть прошлое и будущее, — это именно то, чем живёт ложное, созданное умом «я» — эго. А время существует в вашем уме. Это не что-то, объективно существующее «там, снаружи». Это умственная структура, обеспечивающая чувственное восприятие и совершенно незаменимая для практических целей, но являющаяся огромным препятствием в познании себя. Время — это горизонтальное измерение жизни, поверхностный слой реальности. Но есть ещё и вертикальное измерение глубины, доступное только через настоящий момент.

Поэтому, вместо того чтобы добавлять себе время, устраните его. Устранение времени из своего сознания есть устранение эго. Это единственная настоящая духовная практика.

Говоря об устранении времени, мы, конечно, не имеем в виду циферблатное время — то, что используется для практических целей, например, чтобы назначить встречу или спланировать поездку. Функционировать в этом мире без циферблатного времени было бы почти невозможно.

Нет, мы говорим об устранении психологического времени, которое представляет собой постоянную озабоченность эгоического ума прошлым и будущим и его нежелание быть единым с жизнью, сонастраиваясь с неизменной «есть-ностью» данного момента.

Каждый раз, когда привычное «нет», которое вы говорите жизни, превращается в «да», когда вы позволяете этому моменту быть таким, какой он есть, вы растворяете и время, и эго. Ведь, для того чтобы выжить, эго должно сделать время — прошлое и будущее — более важным, чем настоящий момент. Эго не выносит дружеских отношений с настоящим моментом — разве что на короткое время, когда оно только что получило желаемое. Но ничто не может удовлетворить его надолго. Пока вашей жизнью правит эго, вы можете чувствовать себя несчастным двумя способами — получая то, что вы хотите, и не получая этого.

Всё существующее или происходящее является формой, которую принимает Настоящий Момент. Пока вы ему внутренне сопротивляетесь, форма, то есть мир, остаётся непреодолимым барьером, отделяющим вас от того, кто вы есть за пределами формы, от бесформенной Жизни, которой вы являетесь. Когда же вы внутренне говорите форме, которую принимает Настоящий Момент, своё «да», сама эта форма становится дверью в бесформенное. Разделённость мира и Бога исчезает.

Когда вы сопротивляетесь форме, принимаемой Жизнью в данный момент, когда вы относитесь к настоящему моменту как к средству достижения цели, препятствию или врагу, вы усиливаете свою собственную личностную форму — эго. Отсюда его реактивность. Что такое реактивность? Болезненное пристрастие к реакциям. Чем больше вы реагируете, тем больше вы запутываетесь в форме. А чем больше вы отождествляетесь с формой, тем сильнее ваше эго. И тогда ваше Бытие перестаёт сиять сквозь форму — или же его свет становится едва видим.

Несопротивление форме позволяет тому в вас, что лежит вне формы, проявляться как всеобъемлющее Присутствие — беззвучная сила, куда более мощная, чем недолговечное отождествление с формой. И это тот, кто вы есть, в гораздо большей степени, чем что бы то ни было в мире форм.

СОН И ТОТ, КТО ЕГО ВИДИТ

Несопротивление — это ключ к величайшей силе вселенной. Благодаря ему сознание (дух) освобождается из плена формы. Внутреннее несопротивление форме — тому, что есть или происходит, — это отрицание абсолютной реальности формы. Сопротивление заставляет мир и вещи мира казаться более реальными, более прочными и долговечными, чем они есть, включая и ваше собственное отождествление с формой — эго. Сопротивление придаёт миру и эго весомость и абсолютную важность, что заставляет вас относиться к себе и к миру очень серьёзно. Тогда игра форм ошибочно воспринимается как борьба за выживание, а каково ваше восприятие, такой становится и ваша реальность.

Все происходящие вещи, все многочисленные формы, которые принимает жизнь, по природе своей эфемерны. Все они мимолётны и недолговечны. Вещи, тела и эго, события, ситуации, мысли, эмоции, желания, амбиции, страхи, драмы — все они приходят, делают вид, что они важнее важного, но не успеете вы оглянуться, как их уже нет — они ушли в ни-что, откуда и возникли. Были ли они вообще реальны? Были ли они чем-то большим, чем сон, сон формы?

Когда мы утром просыпаемся, снившийся нам ночью сон рассеивается, и мы говорим: «Да это был всего лишь сон, а не реальность». Но что-то в этом сне должно было быть реальным, иначе бы его не было. Когда придёт время умирать, мы можем оглянуться на прожитую жизнь и подумать: «А не был ли это ещё один сон?» Даже сейчас, вспоминая прошлогодний отпуск или вчерашнюю ссору, мы видим, что всё это очень похоже на сон прошлой ночью.

Есть сон, и есть тот, кому он снится. Сновидение — это мимолётная игра форм. Это мир, чья реальность не абсолютна, а относительна. И ещё есть тот, кто видит сон, — сновидец. Он и есть та абсолютная реальность, в которой появляются и исчезают формы. Сновидец — это не человек. Человек — часть сна. Сновидец же — это субстрат (основа), в котором возникает сон, то, что делает сон возможным. Это то абсолютное, что стоит за относительным, то вневременное, что лежит за временем, сознание в форме и за формой. Сновидец — это само сознание, тот, кто вы есть.

Теперь наша цель — пробудиться внутри сна. Когда мы бодрствуем внутри сна, земная драма, созданная эго, заканчивается, и начинается более добрый и чудесный сон. Это и есть новая земля.

ВЫХОД ЗА ПРЕДЕЛЫ ОГРАНИЧЕНИЙ

В жизни каждого человека наступает время, когда он стремится к росту и расширению на уровне формы. В этот период вы стараетесь преодолеть такие ограничения, как физическая слабость или нехватка денег, овладеваете новыми навыками и знаниями или с помощью творческих усилий привносите в мир что-то новое, обогащающее вашу жизнь и жизнь других людей. Это может быть музыкальное произведение, картина или скульптура, книга, предоставляемые вами услуги, выполняемая вами функция, а также коммерческая компания или организация, которую вы создали или для которой много делаете.

Когда вы присутствуете, когда ваше внимание полностью сосредоточено на настоящем моменте, Присутствие входит во всё, что вы делаете, и преображает ваш труд. Он обретает качество и силу. Вы присутствуете, когда ваши действия являются не средством достижения цели (денег, престижа, успеха), а обладают самостоятельной ценностью, когда в том, что вы делаете, есть радость и живость.

И конечно, вы не можете присутствовать, пока не подружитесь с настоящим моментом. Это основа эффективных действий, не заражённых негативностью.

Форма — это ограничение. Мы живём не только для того, чтобы ощущать ограничения, но и чтобы расти сознанием, выходя за их пределы. Некоторые ограничения можно преодолеть на внешнем уровне. Но есть и те, с которыми приходится мириться. Их можно преодолеть лишь внутренне. Рано или поздно с ними сталкивается каждый. И либо эти ограничения будут держать вас в плену эгоического реагирования, то есть в страдании, либо вы внутренне подниметесь над ними, безоговорочно принимая то, что есть. Их цель — научить вас такому приятию. Состояние сознания, сопряжённое с безоговорочным приятием, открывает в вашей жизни вертикальное измерение — измерение глубины. И тогда из этого измерения в мир приходит что-то бесконечно ценное, что осталось бы иначе непроявленным. Некоторые люди, безоговорочно принявшие суровые ограничения, становятся целителями или духовными учителями. Другие самоотверженно трудятся, стремясь уменьшить человеческие страдания или принести в этот мир какой-то творческий дар.

В конце семидесятых я каждый день обедал с кем-то из друзей в кафетерии центра аспирантуры Кембриджского университета, где я учился. Иногда за соседним столиком сидел человек в инвалидной коляске, обычно в сопровождении трёх или четырёх спутников. Однажды он сел за столик прямо напротив меня, и я невольно рассмотрел его получше. То, что я увидел, поразило меня. Казалось, он был почти полностью парализован. Его тело было истощено, а голова свешивалась вперёд. Один из его спутников кормил его с ложки, причём большая часть еды вываливалась у него изо рта и падала на небольшую тарелочку, которую ещё один человек держал у него под подбородком. Иногда человек в инвалидной коляске издавал нечленораздельные, каркающие звуки, и тогда кто-нибудь из сопровождающих подносил ухо к самому его рту и удивительным образом переводил то, что тот пытался сказать.

Позже я спросил своего друга, не знает ли он этого человека. «Конечно, знаю, — ответил он. — Это профессор математики, а люди с ним — его аспиранты. У него прогрессирующее нейромоторное заболевание, которое постепенно парализует все части тела. Врачи говорят, что ему осталось жить не больше пяти лет. Наверное, это самая ужасная судьба, какая только может быть».

Несколько недель спустя я выходил из кафетерия как раз в тот момент, когда он собирался въехать туда на своей электрической коляске. Я придержал для него дверь, и наши глаза встретились. Я с удивлением увидел, что его взор был ясен. В его глазах не было ни тени страдания. Я тут же понял, что он оставил всякое сопротивление; он жил в безоговорочном приятии.

Спустя годы, покупая в киоске газету, я, к своему удивлению, увидел его на обложке популярного международного журнала. Он не только был жив, но и стал одним из самых известных в мире физиков-теоретиков. Это был Стивен Хокинг. В статье была одна прекрасная строчка, подтверждавшая то, что я увидел много лет назад в его глазах. Комментируя свою жизнь, он сказал (теперь уже с помощью речевого синтезатора): «Кто бы мог пожелать большего?»

РАДОСТЬ БЫТИЯ

Состояние несчастья или негативности — это болезнь нашей планеты. То, что на внешнем плане проявляется как загрязнение окружающей среды, на внутреннем принимает форму негативности. Она есть повсюду, не только там, где людям не хватает самого необходимого, но ещё больше там, где они имеют всего предостаточно. Удивительно ли это? Нет. Мир достатка ещё больше отождествляется с формой, ещё больше теряет себя в содержании, ещё больше подчинён эго.

Люди думают, что их счастье зависит от того, что происходит, то есть от формы. Они не видят, что происходящее — это самая нестабильная вещь во вселенной. Оно постоянно меняется. Люди смотрят на настоящий момент либо как на уже испорченный тем, что произошло, но чего не должно было быть, либо как на ущербный, так как то, что должно было произойти, не случилось. Поэтому они не видят более глубокое совершенство, присущее самой жизни, — совершенство, которое уже есть и которое всегда здесь, за пределами того, что происходит или не происходит, за пределами формы. Примите настоящий момент, и вы найдёте совершенство, которое глубже всякой формы и неподвластно времени.

Радость Бытия — единственное истинное счастье — не может прийти к вам через какую бы то ни было форму, обладание, достижение, человека или событие — через всё, что происходит. Эта радость никак не может к вам *прийти*. Она исходит из бесформенного измерения внутри вас, из самого сознания, и потому едина с тем, кто вы есть.

НЕ ПРОТИВЬТЕСЬ УМЕНЬШЕНИЮ ЭГО

Эго всегда на страже и готово защищаться от всего, что могло бы его как-то уменьшить. При этом запускаются автоматические механизмы «починки» эго, восстанавливающие умственную форму «я». Обвинения или критика в мой адрес воспринимаются эго как попытки его умалить. И оно тут же попытается восстановить своё пошатнувшееся самоощущение с помощью самооправданий, самозащиты или обвинений. Прав другой человек или неправ, не имеет никакого значения. Самосохранение для эго куда важнее истины. Это сохранение психологической формы «я». Даже просто крикнуть что-то в ответ, когда другой водитель обозвал вас идиотом, значит включить бессознательный автоматический механизм самовосстановления эго. Одним из самых распространённых механизмов починки эго является гнев, вызывающий кратковременное, но очень сильное его раздутие. Все механизмы самовосстановления выглядят в глазах эго абсолютно разумными, тогда как в действительности они ущербны. И самые ущербные из всех — это физическое насилие и самообман в виде фантазий о собственном величии.

Одна из мощных духовных практик состоит в том, чтобы осознанно допускать принижение эго, когда такое случается, не пытаясь его восстанавливать. Я рекомендую вам проделывать время от времени следующий опыт — когда вас кто-то критикует, обвиняет или ругает бранными словами, вместо того чтобы немедленно ответить тем же или начать защищаться, ничего не делайте. Позвольте вашему образу самого себя побыть приниженным и внимательно прислушайтесь к своим глубинным ощущениям. Несколько секунд вы можете чувствовать себя дискомфортно, как будто вы уменьшились в размерах. Но затем вы можете почувствовать внутри себя простор, который будет ощущаться как что-то чрезвычайно живое. Оказывается, вы нисколько не уменьшились. Напротив, вы расширились. И вы можете с удивлением осознать одну вещь: когда вам кажется, что вас как-то умалили, но вы на это никак не реагируете не только внешне, но и внутренне, вы понимаете, что ничто настоящее в вас не уменьшилось, что, становясь меньше, вы становитесь больше. Когда вы перестаёте защищаться или пытаться усилить форму собственного «я», вы выходите за рамки отождествления с формой и с умственным образом самого себя. Становясь меньше (как это кажется эго), вы на самом деле расширяетесь и создаёте пространство для более явственного проявления Бытия. И тогда истинная сила — тот, кто вы есть за пределами формы — может сиять через ослабленную форму. Вот что имел в виду Иисус, когда говорил: «Отвергнись от себя» или «Подставь другую щёку».

Это, конечно, не значит, что нужно специально нарываться на оскорбления или становиться жертвой неосознанных людей. Иногда ситуация может потребовать, чтобы вы без всяких экивоков сказали кому-то: «Всё! Хватит!» В отсутствие эгоической потребности защищаться в ваших словах будет мощь, но никакой реактивной силы. При необходимости вы также сможете твёрдо и ясно сказать кому-то «нет», и это будет то, что я называю «качественным нет», свободным от всякой негативности.

Если вас устраивает, что вы никакой не особенный, что вы ничем не выделяетесь, то вы сонастраиваетесь с силой вселенной. То, что кажется эго слабостью, на самом деле является единственной подлинной силой. Эта духовная истина диаметрально противоположна ценностям современной культуры и тому, как она влияет на людей и их поведение.

Вместо того чтобы пытаться быть горой, учит древний трактат «Дао Дэ Цзин», «будь долиной вселенной»[1]. Таким образом ваша целостность восстановится, и тогда «все вещи придут к вам»[2].

Об этом же говорит Иисус в одной из своих притч: «Но когда зван будешь, придя, садись на последнее место, чтобы звавший тебя, подойдя, сказал: друг! пересядь выше;

---

[1] Лао-Цзы. Дао Дэ Цзин. Глава 28.
[2] Там же. Глава 22.

тогда будет тебе честь пред сидящими с тобою. Ибо всякий возвышающий сам себя унижен будет, а унижающий себя возвысится»[1].

Другой аспект этой практики заключается в том, чтобы не усиливать своё эго, выставляя себя напоказ, стараясь быть особенным или как-то выделиться, силясь произвести впечатление или привлечь внимание. Для этого попробуйте иногда воздержаться от высказывания своего мнения, когда все вокруг это делают, и посмотрите, что вы при этом будете чувствовать.

ЧТО СНАРУЖИ, ТО И ВНУТРИ

Если вы посмотрите ночью на ясное небо, то можете легко осознать простую и вместе с тем чрезвычайно глубокую истину. Что вы видите? Луну, планеты, звёзды, светящуюся полоску Млечного Пути, быть может, комету или даже соседнюю галактику Туманность Андромеды, удалённую от нас на два миллиона световых лет. Да, но что если упростить картину ещё больше — что вы тогда увидите? Объекты, парящие в пространстве. Так из чего же состоит вселенная? Из объектов и пространства.

Если вы не теряете дар речи, глядя ясной ночью в космическое пространство, значит, вы не смотрите туда по-настоящему, не осознаёте всей совокупности того, что там

---

[1] Евангелие от Луки 14:10-11.

есть. Вы, вероятно, смотрите лишь на объекты и, возможно, пытаетесь их как-то назвать. Если, глядя в космическое пространство, вы хоть раз чувствовали благоговейный трепет или даже глубокое почтение перед лицом этой непостижимой тайны, то, значит, на какое-то мгновение вы погасили своё желание объяснять и называть и начали воспринимать не только предметы в пространстве, но и бесконечную глубину самого пространства. Должно быть, вы стали достаточно безмолвны и неподвижны внутри себя, чтобы ощутить безбрежность, в которой существуют эти бесчисленные миры. Благоговейный трепет возникает не от того, что там, наверху, — миллиарды миров, а от глубины, которая их в себя вмещает.

Конечно, пространство нельзя увидеть, нельзя услышать, потрогать, почувствовать его запах или ощутить его вкус — так откуда вам знать, что оно существует? В этом, казалось бы, логичном вопросе заключена фундаментальная ошибка. Сущность пространства — это «ни-что», поэтому оно не «существует» в обычном смысле этого слова. Существуют лишь вещи, то есть формы. Даже просто называя пространство «пространством», мы рискуем создать путаницу, так как, называя его, мы превращаем его в объект.

Поэтому давайте скажем так: в вас есть нечто родственное пространству, и именно поэтому вы можете его осознавать. Осознавать? Это также не совсем верно, ибо как можно осознать пространство, если там нет ничего, что можно было бы осознавать?

Ответ одновременно и прост, и глубок. Когда вы осознаёте пространство, вы не осознаёте ничего, кроме

самой осознанности — внутреннего пространства сознания. Вселенная осознаёт через вас саму себя!

Когда глаз не находит ничего, что можно видеть, это
ни-что воспринимается как пространство. Когда ухо не
находит ничего, что можно слышать, это ни-что воспринимается как тишина. Когда органы чувств, предназначен-
ные для восприятия формы, сталкиваются с отсутствием
формы, то бесформенное сознание, лежащее за восприятием и делающее возможным всякое восприятие и всякое
переживание, перестаёт заслоняться формой. Когда вы
созерцаете бездонную глубину пространства или слушаете
тишину раннего утра перед самым восходом солнца, что-то
внутри вас резонирует со всем этим — словно узнаёт. Поэтому вы воспринимаете бездонную глубину пространства
как свою собственную и понимаете, что эта драгоценная,
лишённая формы тишина является вами куда больше, чем
любая из вещей, составляющих содержание вашей жизни.

Упанишады, священные древнеиндийские тексты, указывают на ту же истину такими словами: «То, что невозможно увидеть глазом, но чем глаз может видеть: знайте,
что только это и есть Брахман — Дух, а не то, что люди
здесь почитают. То, что невозможно услышать ухом, но
чем ухо может слышать: знайте, что только это и есть
Брахман — Дух, а не то, что люди здесь почитают... То, о
чём невозможно подумать умом, но чем ум может думать:
знайте, что только это и есть Брахман — Дух, а не то, что
люди здесь почитают»[1].

---

[1] Kena Upanishad.

Бог, говорится в этом трактате, есть бесформенное сознание и суть того, кто вы есть. Всё остальное — это форма, «то, что люди здесь почитают».

Двойная реальность вселенной, состоящей из вещей и пространства, из вещности и не-вещности, — это и ваша реальность. Разумная, уравновешенная, плодотворная человеческая жизнь — это танец между двумя измерениями, которые образуют реальность: формой и пространством. Большинство людей настолько отождествлены с измерением формы, с чувственным восприятием, с мыслями и эмоциями, что вторая жизненно важная скрытая половина полностью отсутствует в их жизни. Отождествление с формой удерживает их в плену эго.

То, что вы видите, слышите, чувствуете, трогаете и о чём думаете, — это, так сказать, лишь половина реальности. Это форма. В учении Иисуса это просто «мир». Другое же измерение есть «Царство Небесное или вечная жизнь».

Так же как пространство позволяет всем вещам существовать и так же как без тишины не может быть звука, так и вы не смогли бы существовать без этого жизненно важного бесформенного измерения, являющегося сутью того, кто вы есть. Мы могли бы сказать «Бог», если бы это слово не понималось так превратно. Я же предпочитаю называть это Бытием. Бытие первично по отношению к существованию. Существование — это форма, содержание, «то, что происходит». Существование — это передний план жизни, а Бытие — задний.

Коллективный недуг человечества заключается в том, что люди настолько поглощены происходящим, настолько загипнотизированы миром изменчивых форм, настолько захвачены содержанием своей жизни, что они забыли суть — то, что лежит за пределами содержания, за пределами формы, за пределами мысли. Они настолько снедаемы временем, что позабыли о вечности, являющейся их источником, их домом, их судьбой. Вечность — это живая реальность того, кто вы есть.

Когда несколько лет назад я был в Китае, я увидел на вершине горы вблизи Гуилина ступу. На ней была золотая рельефная надпись, и я спросил своего китайского гида, что она означает. «Это означает Будда», — ответил он. «А почему здесь два иероглифа, а не один?» «Один, — объяснил он, — означает «человек», а другой означает — «нет». А вместе они означают Будда». Я стоял, охваченный благоговейным трепетом. Написание слова «Будда» уже содержало в себе всё учение Будды, а для имеющих глаза, чтобы видеть, — и секрет жизни. Вот они, два измерения, образующие реальность: вещность и ни-что, форма и отрицание формы — а это и есть признание того, что настоящий вы — не форма.

ГЛАВА ВОСЬМАЯ

☙

Открытие в себе внутреннего пространства

В древней суфийской притче рассказывается о том, что в одной стране на Среднем Востоке жил правитель, который был то счастлив, а то впадал в уныние. Он расстраивался из-за малейших пустяков и реагировал на всё так бурно, что его счастье тут же превращалось в разочарование и отчаяние. Наконец правитель устал от себя и от такой жизни и стал искать выход. Он послал за мудрецом, которой жил в его царстве и считался просветлённым. Когда мудрец прибыл, правитель сказал ему: «Я хочу быть таким, как ты. Можешь ли ты дать мне то, что привнесёт в мою жизнь равновесие, спокойствие и мудрость? Я заплачу любую цену, какую ты назначишь».

Мудрец сказал: «Возможно, я смогу тебе помочь. Но цена настолько велика, что всё твоё царство не будет достаточной платой. Поэтому я дам тебе это в дар, если ты пообещаешь его ценить». Правитель заверил его, что так и будет, и мудрец ушёл.

Спустя несколько недель он вернулся и протянул правителю изящную резную шкатулку из нефрита. Открыв её, правитель обнаружил там простое золотое кольцо. На нём была выгравирована надпись: «И это тоже пройдёт». «Что всё это значит?» — спросил правитель. Мудрец ответил: «Всегда носи это кольцо. Что бы ни случилось, прежде чем назвать это хорошим или плохим, дотронься до кольца и прочти эту надпись. И тогда ты всегда будешь чувствовать внутри себя покой».

«И это тоже пройдёт». Что придаёт этим словам такую силу? При поверхностном рассмотрении может показаться, что, хотя они могут несколько утешить вас в тяжёлой ситуации, в то же время они будут мешать вам в полной мере наслаждаться радостями жизни. «Не будь так счастлив, ведь это ненадолго». Кажется, что именно так истолковывается надпись на кольце применительно к ситуации, которая видится хорошей.

Глубинный смысл этих слов становится ясен, если взглянуть на них в контексте двух уже знакомых нам историй. История о мастере дзен, чей ответ всегда был «В самом деле?», показывает, что внутреннее несопротивление событиям, то есть единство с тем, что происходит, может быть очень полезным. История о человеке, который реагировал на всё одной лишь фразой «Может быть», иллюстрирует мудрость несуждения, а история о кольце указывает на то, что признание непостоянства ведёт к непривязанности. Несопротивление, несуждение и непривязанность — вот три аспекта истинной свободы и просветлённой жизни.

Надпись на кольце не призывает вас отказываться от наслаждения тем хорошим, что есть в вашей жизни, и предназначена не только для того, чтобы как-то уте-

244

шать вас в минуты страданий. У неё есть более глубокая цель: побудить вас к осознанию скоротечности любой ситуации, обусловленной мимолётностью всех форм, хороших и плохих. Когда вы осознаёте мимолётность и непостоянство всех форм, ваша привязанность к ним уменьшается, и вы в какой-то степени разотождествляетесь с ними, то есть отстраняетесь от них. Такая отстранённость не означает, что вы не можете радоваться тому хорошему, что есть в мире. Напротив, вы можете радоваться этому ещё больше. Стоит вам увидеть и принять мимолётность всех вещей и неизбежность перемен, и вы сможете наслаждаться радостями мира — пока они есть,— не боясь их потерять и не тревожась о будущем. Отстранённость позволяет вам смотреть на события своей жизни с большей высоты и не попадаться в их ловушку. Тем самым вы уподобляетесь астронавту, который видит Землю, окружённую бескрайним пространством, и осознаёт парадоксальную истину: Земля — это нечто любимое, но вместе с тем незначительное. Осознание того, что «и это тоже пройдёт», рождает отстранённость, а вместе с ней в вашу жизнь входит новое измерение — внутреннее пространство. Отстранённость, так же как несуждение и внутреннее несопротивление, открывает доступ к этому измерению.

Когда вы перестаёте полностью отождествляться с формами, сознание, которым вы являетесь, освобождается из плена формы. Эта свобода есть не что иное, как возникновение внутреннего пространства. Она приходит как тишина и неподвижность, как тонкое ощущение внутреннего покоя даже перед лицом того, что кажется плохим. «И это тоже пройдёт». Вокруг события вдруг появляется пространство. Равно как и вокруг эмоциональных взлётов и падений, и даже вокруг боли. Но главное, что то же самое пространство появляется между вашими мыслями. Это пространство дышит покоем, который не «от мира сего», потому что мир — это форма, а покой — это пространство. Это покой от Бога.

Теперь вы можете наслаждаться вещами этого мира и отдавать им должное, не придавая им той важности и значимости, которой у них нет. Вы можете участвовать в танце творения и быть активными, не привязываясь к результату и не предъявляя миру неразумные требования: «Помоги мне самореализоваться, сделай меня счастливым, сделай так, чтобы я чувствовал себя в безопасности, скажи мне, кто я». Ничего этого мир вам дать не может, и когда у вас больше нет таких ожиданий, всем страданиям, которые вы сами себе причиняли, приходит конец. Все эти страдания происходят от завышения ценности формы и неспособности осознавать измерение внутреннего пространства. Когда в вашей жизни есть это измерение, вы можете наслаждаться вещами, переживаниями и чувственным восприятием, не теряясь в них и не испытывая к ним внутренней привязанности — то есть не впадая в болезненную зависимость от мира. Слова «и это тоже пройдёт» указывают на реальность. Указывая на непостоянство всех форм, они указывают на вечное. Только вечное в вас способно увидеть непостоянство непостоянного.

Когда измерение пространства теряется, а точнее, когда вы ничего о нём не знаете, вещи мира приобретают абсолютную важность, серьёзность и весомость, которых они на самом деле лишены. Если не смотреть на мир сквозь призму бесформенного, он становится опасным местом и в конечном счёте юдолью отчаяния. Ветхозаветный пророк, должно быть, чувствовал это, когда писал: «Все вещи полны усталости. Не в состоянии человек её выразить»[1].

ПРЕДМЕТНОЕ И ПРОСТРАНСТВЕННОЕ СОЗНАНИЕ

Жизнь большинства людей загромождена вещами: материальными вещами, вещами, которые надо сделать, вещами, о которых надо думать. Их жизнь похожа на историю человечества, в которой, по словам Уинстона Черчилля, «одна чертовщина следует за другой». Их умы заполнены месивом мыслей, которые текут без остановки. Для большинства людей это измерение предметного сознания является преобладающей реальностью, и именно поэтому их жизнь так далека от равновесия.

Если мы хотим, чтобы на нашу планету вновь вернулось здравомыслие и человечество могло исполнить своё предназначение, предметное сознание должно уравнове-

---

[1] Ecclesiasties 1:8 (New Revised Standard Version).

ситься пространственным сознанием. Пробуждение пространственного сознания — это следующий этап эволюции человечества.

Пространственное сознание означает, что помимо восприятия вещей — которое всегда сводится к чувственному восприятию, мыслям и эмоциям — есть некое скрытое осознавание. Осознавание подразумевает, что вы не только воспринимаете вещи (предметы), но и осознаёте в себе процесс восприятия. Если вы можете чувствовать на заднем плане чуткую внутреннюю тишину, в то время как на переднем плане происходят разные события, — это оно и есть! Это измерение есть в каждом человеке, однако большинство людей его никак не осознают. Иногда я указываю на него, говоря: «Чувствуете ли вы своё собственное Присутствие?»

Пространственное сознание представляет собой не только свободу от эго, но и свободу от вещей этого мира, от материализма и материальности. Это духовное измерение — и только оно способно дать миру трансцендентный и истинный смысл.

Когда вы расстраиваетесь из-за какого-то события, человека или ситуации, то реальной причиной вашего расстройства являются не событие, человек или ситуация, а потеря истинной перспективы, которая возможна только там, где есть пространство. Когда вы находитесь в плену предметного сознания, то не осознаёте вневременное внутреннее пространство самого сознания. Слова «и это тоже пройдёт», если использовать их как указатель, могут вернуть вас к осознанию этого измерения.

248

Другой указатель на истину, которая есть внутри вас, содержится в следующем утверждении: «Я всегда огорчаюсь не по той причине, по которой думаю»[1].

ПРОВАЛИТЬСЯ НИЖЕ УРОВНЯ МЫСЛЕЙ ИЛИ ПОДНЯТЬСЯ НАД МЫСЛЬЮ

Пространственное сознание имеет мало общего с состоянием «приятной прострации». Оба находятся за пределами мыслей, и в этом их схожесть. Однако их принципиальная разница в том, что в первом случае вы поднимаетесь над мыслью, а во втором проваливаетесь ниже неё. Одно состояние — это следующий шаг в эволюции человеческого сознания, второе — возврат на ступень, пройденную нами миллиарды лет назад.

ТЕЛЕВИДЕНИЕ

Смотреть телевизор — это самое любимое дело, а точнее, бездействие для миллионов людей во всём мире. К шестидесяти годам среднестатистический американец пятнад-

---

[1] *A Course in Miracles,* Workbook, Part 1, Lesson 5 — California: Foundation for Inner Peace, Glen Allen, 1990. — P. 8 (Курс чудес. Учебник. Часть 1. Урок 5 — Калифорния: Фонд внутреннего покоя. Глен Аллен, 1990. — С. 8. Перевод Киры Фельдгун).

цать лет проводит у экрана телевизора. Во многих других странах цифры примерно те же.

Многие люди считают, что телевизор «расслабляет». Внимательно понаблюдайте за собой, и вы заметите, что чем дольше экран находится в центре вашего внимания, тем больше замедляется ваша мыслительная деятельность, и вы можете часами смотреть всевозможные ток-шоу, игровые шоу, комедийные сериалы и даже просто рекламу почти без всяких мыслей, которые обычно создаёт ваш ум. Вы не только забываете о своих проблемах, но и на какое-то время освобождаетесь от самого себя — а это ли не лучший способ расслабиться?

Так что же, просмотр телевизора рождает внутреннее пространство? Или вводит вас в состояние Присутствия? К сожалению, нет. Хотя ваш ум часами не производит никаких мыслей, он подключается к мыслительной активности телевизионного шоу. Он подключается к телевизионной разновидности коллективного ума и думает его мысли. Ваш ум бездействует лишь в том смысле, что он не создаёт никаких мыслей. Однако он непрерывно впитывает мысли и образы с телеэкрана, что вызывает пассивное и схожее с трансом состояние повышенной внушаемости — как при гипнозе. Вот почему умом может легко манипулировать «общественное мнение». Политики и другие заинтересованные стороны, включая рекламщиков, знают это и готовы платить миллионы долларов, чтобы поймать вас в этом состоянии восприимчивой неосознанности. Они хотят, чтобы их мысли стали вашими, и чаще всего им это удаётся.

Поэтому, смотря телевизор, вы, как правило, проваливаетесь ниже мыслей, а не поднимаетесь над ними. В этом смысле телевизор схож с алкоголем и некоторыми другими наркотиками. Он позволяет вам отдохнуть от своего ума, но вам опять же приходится за это дорого платить: потерей сознания. Как и наркотики, телевизор вызывает сильную зависимость. Вы тянетесь за пультом, чтобы выключить телевизор, и вместо этого начинаете переключать каналы. Спустя полчаса или час вы всё ещё сидите, уткнувшись в экран, по-прежнему щёлкая каналами. Как будто кнопка выключения — единственная, на которую ваш палец не в силах нажать. Обычно вы продолжаете смотреть его не потому, что наткнулись на что-то интересное, а как раз наоборот — потому что там нечего смотреть. Когда вы уже на что-то «клюнули», то чем тривиальнее и бессмысленнее действо на экране, тем более сильную зависимость оно вызывает. Если бы передача была интересной, если бы она заставляла вас думать, то вам бы вновь пришлось «включить голову», что требует большей осознанности и потому предпочтительнее, чем телевизионный транс. В этом случае образы на экране не захватывают всё ваше внимание.

Содержание программы, если в ней есть некий уровень качества, может частично нейтрализовать гипнотическое и парализующее ум телевизионное воздействие, а иногда и вовсе его устранить. Есть программы, которые очень сильно помогли многим людям, изменили их жизнь к лучшему, открыли их сердца, сделали их более осознанными. Даже некоторые комедийные шоу, хотя они чаще всего ни о чём, могут быть неумышленно духовными, показывая человеческую глупость и эго в карикатурном виде. Они учат нас не относиться ни к чему слишком серьёзно и принимать жизнь с лёгкостью. Но, главное, они учат тем, что заставляют нас смеяться. Смех — это сильнейшее средство, которое и освобождает, и лечит. Однако в основном телевидение всё ещё контролируют люди, которых полностью контролирует эго, и поэтому тайная цель телевизора — управлять вами, погружая вас в сон, то есть делая вас неосознанным. В то же время, как средство массовой информации, телевидение обладает огромным и ещё во многом неисследованным потенциалом.

Избегайте программ и рекламных роликов, атакующих вас быстрой сменой образов, которые сменяют друг друга каждые две-три секунды, а то и быстрее. Чрезмерное увлечение телевизором, и особенно подобными программами, вызывает развитие синдрома дефицита внимания — умственной дисфункции, которой поражены сегодня миллионы детей во всём мире. Из-за небольшого объёма внимания ваше восприятие и ваши отношения с людьми становятся поверхностными и неудовлетворительными. Что бы вы ни делали и чем бы вы ни занимались в этом состоянии, всё это будет низкого качества, так как высокое качество требует внимания.

Если вы часто и подолгу смотрите телевизор, то это не только делает вас неосознанным, но также способствует развитию пассивности и лишает вас энергии. Поэтому не смотрите всё подряд, а выбирайте программы, которые вам действительно интересны. И всегда, когда вы можете об этом вспомнить, ощущайте во время просмотра внутреннюю живость в своём теле. Или осознавайте время от времени своё дыхание. Периодически отводите взгляд от экрана, чтобы он не завладевал целиком вашим зрительным восприятием. Не делайте громкость звука больше, чем нужно, чтобы телевизор не подавлял вас на уровне слухового восприятия. Выключайте звук на время рекламы. Не ложитесь спать сразу после выключения телевизора и уж тем более не засыпайте перед включённым телевизором.

ОСОЗНАНИЕ ВНУТРЕННЕГО ПРОСТРАНСТВА

Возможно, пространство между мыслями уже периодически возникает в вашей жизни, хотя вы можете об этом даже не догадываться. Сознание, загипнотизированное ощущениями и переживаниями и приученное отождествляться исключительно с формой, то есть предметное сознание, поначалу практически не в состоянии осознавать пространство. В конечном счёте это значит, что вы не можете осознавать самих себя, поскольку всё время осознаёте что-то ещё. Вас постоянно отвлекает форма. Даже когда вам кажется, что вы себя осознаёте, на самом деле вы просто превратили себя в предмет, в мыслеформу и воспринимаете не себя, а мысль.

Узнав о внутреннем пространстве, вы можете начать его искать, но, поскольку ищете вы так, как если бы это был предмет или переживание, оно никак не находится. Это проблема всех, кто стремится к духовной реализации или просветлению. Поэтому Иисус сказал: «...не придёт Царствие Божие приметным образом, и не скажут: вот, оно здесь, или: вот, там. Ибо вот, Царствие Божие внутрь вас есть»[1].

Если вы не проводите все часы бодрствования в неудовлетворённости, беспокойстве, тревоге, депрессии и отчаянии или под тяжестью каких-то других негативных состояний; если вы можете радоваться таким простым вещам, как шум дождя или ветра; если вы способны видеть красоту бегущих по небу облаков; если вы иногда можете оставаться наедине с собой, не чувствуя одиночества и не нуждаясь в умственном стимуле развлечений; если вы видите, что относитесь к совершенно незнакомому человеку с сердечной теплотой, не требуя чего-то взамен... значит, в непрерывном потоке мыслей, которым является человеческий ум, открылось пространство, даже если совсем ненадолго. Когда это происходит, возникает ощущение живого умиротворения и благополучия, пусть и едва различимое. Интенсивность этого переживания может быть разной — от едва заметного чувства удовлетворения где-то на заднем плане до того, что древнеиндийские мудрецы назвали *анандой* — блаженством Бытия. Так как вы приучены воспринимать только форму, то, возможно, осознаёте это лишь косвенно. К примеру, в способности видеть красоту, радоваться простым вещам,

---

[1] Евангелие от Луки 17:20-21.

наслаждаться уединением и относиться к другим людям с душевной теплотой есть нечто общее. Это чувство живости, довольства и умиротворённости, образующее невидимый фон, без которого эти переживания были бы невозможны.

Когда вы замечаете, что в вашей жизни есть красота, доброта и осознание ценности простых вещей, попробуйте почувствовать внутри себя фон, на котором вы их ощущаете. Но не ищите его, как если бы это было что-то конкретное. В него нельзя ткнуть пальцем и сказать: «Вот он!» — или постичь его умом и как-то для себя определить. Он как безоблачное небо. У него нет формы. Это пространство, это тишина и неподвижность, сладость Бытия и нечто несравненно большее, чем эти слова, которые являются лишь указателями. Когда вы можете непосредственно чувствовать его в себе, он углубляется. Поэтому, когда вы радуетесь простым вещам — звуку, образу, прикосновению, когда видите красоту или чувствуете душевную теплоту по отношению к другому человеку, ощущайте внутренний простор, являющийся источником и фоном этих переживаний.

Во все века многие поэты и мудрецы замечали, что истинное счастье — я называю его радостью Бытия — сокрыто в простых, казалось бы, ничем не примечательных вещах. Большинство людей в беспрестанном поиске чего-то значительного, что должно произойти в их жизни, постоянно упускают незначительное, которое может им вовсе и не быть. В редкий миг глубокого спокойствия философ Ницше написал: «Для счастья, как мало надо для счастья! ...всё самое малое, самое тихое, самое лёгкое, шорох ящерицы, дуновение, мгновение, миг — малое, вот что составляет качество лучшего счастья. Тише!» (*Перевод Ю. М. Антоновского под редакцией К. А. Свасьяна.*)[1] Почему именно «всё самое малое» составляет «лучшее счастье»? Потому что истинное счастье приносят не вещь и не событие. Вещь или событие так тонки, так ненавязчивы, что занимают лишь частицу вашего сознания, а остальное — это внутреннее пространство, сознание, не заслонённое никакой формой. Внутреннее пространственное сознание и тот, кто вы есть в своей сути, — это одно и то же. Иными словами, форма малых вещей оставляет место для внутреннего пространства. И именно из этого пространства, из самого необусловленного сознания исходит истинное счастье — радость Бытия. Но, чтобы замечать спокойное и тихое, нужно быть тихим внутри. Для этого необходимы высочайшая чуткость и внимательность. Будьте тихи и неподвижны. Смотрите. Слушайте. Присутствуйте.

Внутреннее пространство можно найти и иначе — через осознание осознания. Скажите или подумайте: «Я Есть», — и больше ничего не добавляйте. Осознайте тишину и неподвижность, следующие за «Я Есть». Почувствуйте своё присутствие, свою обнажённую, ничем не заслонённую и неприкрытую бытийность. Она пребывает нетронутой —

---

[1] Nietzsche, Friedriche. Thus Spake Zarathustra. A Book for All and None. New York: Viking, 1954. – P. 288. (Ницше, Фридрих. Так говорил Заратустра. Книга для всех и ни для кого.)

ни молодость, ни старость, ни бедность, ни богатство, ни хорошее, ни плохое и никакие иные качества никак на неё не влияют. Это просторное чрево всего сущего, всех форм.

СЛЫШЕН ЛИ ВАМ
ШУМ ГОРНОГО РУЧЬЯ?

Мастер дзен и один из его учеников шли в молчании по горной тропе. Подойдя к древнему кедру, они сели под ним, чтобы разделить простую трапезу — немного риса и овощей. После еды ученик, молодой монах, который ещё не нашёл ключ к тайне дзен, нарушил тишину вопросом: «Мастер, как мне войти в дзен?»

Он, конечно, спрашивал о том, как войти в состояние осознанности, каким является дзен.

Мастер продолжал молчать. Прошло почти пять минут, а ученик всё ещё нетерпеливо ждал ответа. Он уже было собрался задать ещё один вопрос, когда мастер вдруг заговорил: «Слышишь ли ты шум горного ручья?»

Ученик и не подозревал, что где-то рядом течёт горный ручей. Он был слишком поглощён своими размышлениями о смысле дзен. Теперь же, когда он стал прислушиваться, его шумный ум затих. Сначала он ничего не слышал. Но потом, когда его мысли сменились чуткой восприимчивостью, он вдруг и вправду услышал едва различимое журчание небольшого ручья где-то вдали.

«Да, теперь слышу», — сказал он.

Мастер поднял указательный палец — в его глазах сквозили неистовость и в то же время нежность. «Войди в дзен оттуда», — сказал он.

Ученик был потрясён. Это было его первое сатори — вспышка просветления. Он знал, что такое дзен, не зная, что же такое он знает!

Они молча продолжили путь. Ученик был поражён, насколько мир вокруг него был полон жизни. Он переживал всё как будто впервые. Но постепенно он снова начал думать. Чуткую тишину вновь поглотил шум мыслей, и вскоре у него возник ещё один вопрос: «Мастер, я вот тут подумал — а что бы вы сказали, если бы я не смог услышать горный ручей?» Мастер остановился, посмотрел на него, поднял палец и сказал: «Войди в дзен оттуда».

ПРАВИЛЬНОЕ ДЕЙСТВИЕ

Эго спрашивает: «Как мне заставить эту ситуацию удовлетворить мои потребности или как мне попасть в другую ситуацию, которая *сможет* удовлетворить мои потребности?»

Присутствие — это состояние внутреннего простора. Когда вы присутствуете, вы спрашиваете себя: «Как мне откликнуться на требования данной ситуации, данного момента?» На самом деле вам даже не надо задавать этот вопрос. Вы спокойны, чутко восприимчивы, открыты тому, что *есть*. Вы привносите в ситуацию новое измерение: пространство. А после смотрите и слушаете. Так вы становитесь едины с ситуацией. Вместо того чтобы сопротивляться ей, вы сливаетесь с ней в одно, и тогда решение приходит из неё самой. По сути, смотрите и слушаете не вы, личность, а сама чуткая тишина. И затем, если действие возможно или необходимо, вы действуете, а точнее, через вас совершается правильное действие. Правильное действие — это действие, сообразное с целым. Когда же оно свершилось, остаётся чуткое просторное спокойствие. Никто, торжествуя, не вскидывает руки и не кричит: «Ура!» Никто не говорит: «Смотрите, какой я молодец!»

Всё творчество рождается во внутреннем просторе. Как только свершился акт творчества и что-то приняло форму, следует проявить максимальную бдительность, чтобы не возникло представление о том, что это «я» или что это «моё». Если вы считаете сделанное своей заслугой, значит, эго вернулось и заслонило простор.

ВОСПРИНИМАТЬ, НЕ НАЗЫВАЯ

Для большинства людей окружающий мир находится где-то на периферии их сознания, особенно если этот мир для них привычен. Большую часть их внимания поглощает голос у них в голове. Некоторые люди ощущают себя более живыми и приподнятыми, когда бывают в незнакомых местах или во время путешествий за границу, потому что в это время чувственное восприятие — получение нового опыта — занимает их сознание больше, чем мышление. Они больше присутствуют в происходящем. Другие же и тогда остаются во власти голоса у себя в голове. Их восприятие и ощущения искажаются мгновенными суждениями. На самом деле они никуда не уехали. Путешествует только их тело, сами же они остаются там, где и всегда: в своей голове.

И это реальность большинства людей: едва восприняв что-то, они тут же его называют, интерпретируют, сравнивают с чем-то ещё; прикидывают, нравится им оно или нет, и называют его хорошим или плохим. Всё это делает их фантомное «я», эго. Они находятся в плену мыслеформ, в плену предметного сознания.

Вы не пробудитесь духовно до тех пор, пока не прекратите это навязчивое, бессознательное называние всего и вся или хотя бы не начнёте осознавать его, а значит, видеть, как это происходит. Именно это постоянное называние позволяет эго и дальше существовать как ненаблюдаемый ум. Как только оно прекращается и даже когда вы просто начинаете его осознавать, в вас появляется внутреннее пространство, и ум теряет над вами власть.

Выберите какой-нибудь предмет из тех, что есть поблизости, — ручку, стул, чашку, растение и исследуйте его визуально, то есть посмотрите на него с большим интересом, почти с любопытством. Избегайте предметов, вызывающих сильные личные ассоциации, которые напоминают вам о прошлом — о том, где вы их купили, кто их вам подарил и так далее. Избегайте также предметов с надписями, таких как книги и бутылки, — они станут будить в вас мысли. Не напрягаясь, оставаясь расслабленным и в то же время предельно чутким и восприимчивым, обратите всё своё внимание на предмет, на каждую его деталь. Если у вас будут возникать мысли, не вовлекайтесь в них. Вас интересуют не мысли, а сам акт восприятия. Можете ли вы исключить мысли из процесса восприятия? Можете ли вы смотреть так, чтобы голос в голове не комментировал происходящее, не делал выводы, не сравнивал и не пытался что-то понять? Через пару минут медленно окиньте взглядом комнату или место, где вы находитесь, позволяя вашему чуткому вниманию высвечивать каждую вещь, которой оно касается.

Затем прислушайтесь к всевозможным звукам. Вслушивайтесь в них так же, как вы смотрели на окружающие предметы. Некоторые звуки могут быть естественными — вода, ветер, птицы, — другие же могут быть как-то связаны с человеком. Одни могут быть вам приятны, а другие — нет. Но не делите их на хорошие и плохие. Пусть каждый звук будет таким, какой он есть, без всяких интерпретаций. И здесь тоже самое главное — расслабленное, но чуткое внимание.

Когда вы смотрите и слушаете подобным образом, вы можете начать осознавать тонкое и поначалу едва уловимое ощущение покоя. Одни люди воспринимают его как тишину и неподвижность где-то на заднем плане. Другие называют это умиротворением. Когда сознание не поглощено целиком процессом мышления, часть его пребывает в своём бесформенном, необусловленном, первичном состоянии. Это и есть внутреннее пространство.

КТО ВСЁ ОЩУЩАЕТ?

То, что вы видите, слышите, осязаете, воспринимаете как вкус и запах,— всё это, разумеется, объекты восприятия. Это то, что вы ощущаете. Но кто же является субъектом — тем, кто ощущает? Если вы, к примеру, сейчас скажете: «Ну, конечно, я, Джейн Смит, старший бухгалтер, сорока пяти лет, разведённая, мать двоих детей, американка», то это будет ошибкой. Джейн Смит и всё остальное, что отождествляется с умственной концепцией Джейн Смит, — всё это объекты ощущений, а не ощущающий субъект.

В каждом ощущении есть три возможные составляющие: чувственное восприятие, мысли или умственные образы и эмоции. Джейн Смит, старший бухгалтер, сорока пяти лет, мать двоих детей, разведённая, американка — всё это мысли, а значит, часть того, что вы ощущаете в момент, когда эти мысли приходят к вам в голову. Они и всё остальное, что вы можете сказать и подумать о себе, — это объекты, а не субъект. Это ощущение, а не тот, кто ощущает. Вы можете добавить сюда ещё тысячу других определений (мыслей) о том, кто вы есть, и, делая это, вы, конечно, увеличите сложность восприятия себя (а также доход вашего психиатра), но это всё равно не сделает вас субъектом, тем, кто ощущает, кто предшествует любому ощущению и без кого бы не было никакого ощущения.

Так кто же ощущает? Вы. А кто есть вы? Сознание. А что такое сознание? На этот вопрос нельзя ответить. Потому что, ответив на него, вы фальсифицируете сознание, превратив его в очередной объект. Сознание, традиционно обозначаемое словом *дух*, невозможно познать в обычном смысле этого слова, и стремиться к этому тщетно. Всё знание принадлежит миру двойственности: субъект и объект, познающий и познаваемое. Субъект — «я», познающий, без которого ничто не может быть познано, воспринято, осмыслено или почувствовано — должен оставаться вечно непознаваемым. Потому что у «я» нет формы. Познавать можно только формы, однако же в отсутствие бесформенного измерения не существовало бы и мира форм. Это светящееся пространство, в котором возникает и исчезает мир. Это жизнь, которая Я Есть. Оно вневременно. Я Есть вневременно и вечно, тогда как всё происходящее в этом пространстве относительно и преходяще: удовольствие и боль, приобретения и потери, рождение и смерть.

Самое большое препятствие, мешающее обнаружить внутреннее пространство, самое большое препятствие, мешающее найти того, кто ощущает, — это увлечение тем или иным ощущением до такой степени, что вы теряете себя в нём. Это значит, что сознание теряется в собственном сновидении. Каждая мысль, каждая эмоция, каждое ощущение настолько вас захватывают, что вы оказываетесь в состоянии, напоминающем сон со сновидениями. Тысячелетиями это было обычным состоянием человечества.

Хотя сознание нельзя познать, вы можете начать осознавать его как самого себя. Где бы вы ни были, непосредственно ощущайте его в любой ситуации. Вы можете ощущать его здесь и сейчас как само ваше Присутствие, как внутреннее пространство, в котором слова на этой странице воспринимаются и становятся мыслями. Это лежащее в основе всего Я Есть. Слова, которые вы читаете и осмысливаете, — это передний план, а Я Есть — это субстрат, задний план и основа для любых ощущений, мыслей и чувств.

ДЫХАНИЕ

Откройте в себе внутреннее пространство, создавая промежутки в потоке мыслей. Без этих промежутков ваши мысли начинают повторяться, лишаются вдохновения и творческой искры — большинство людей на нашей планете всё ещё так и живут. Не беспокойтесь о длительности этих промежутков. Для начала будет достаточно и нескольких секунд. Но постепенно они станут удлиняться сами собой, без всяких усилий с вашей стороны. Здесь важна не столько их длина, а чтобы они происходили достаточно часто, чтобы ваши повседневные дела и поток ваших мыслей перемежались пространством.

Недавно кто-то показал мне годовой план мероприятий большой духовной организации. Я был впечатлён широким выбором интересных семинаров и практических занятий. Это было похоже на шведский стол, когда из огромного разнообразия аппетитных блюд можно выбрать то, что вам нравится. Человек, который показал мне этот план, попросил меня порекомендовать ему один-два курса. «Не знаю, — ответил я. — Все они кажутся такими интересными. Но я знаю другое, — добавил я. — Осознавайте своё дыхание как можно чаще, когда бы вы об этом ни вспомнили. Делайте это в течение года, и вы преобразитесь куда больше, чем если прослушаете все эти курсы. К тому же это ничего не стоит».

Осознавание своего дыхания уводит ваше внимание от мыслей и создаёт пространство. Это один из способов порождения сознания. Хотя вся полнота сознания уже существует в непроявленном виде, мы здесь для того, чтобы привносить сознание в измерение этого мира.

Осознавайте своё дыхание. Замечайте свои ощущения. Чувствуйте, как воздух входит в ваше тело и выходит из него. Замечайте, как с каждым вдохом и выдохом грудь и живот слегка расширяются и сжимаются. Чтобы создать немного пространства там, где до этого была лишь непрерывная последовательность мыслей, достаточно одного осознанного дыхательного цикла (вдох-выдох). Один осознанный дыхательный цикл (а лучше два или три), выполняемый по многу раз в день, — отличный способ привнесения пространства в свою жизнь. Даже если бы вы занимались медитацией на пространство по два часа в день или больше, как это делают некоторые люди, один вдох-выдох — это всё, что нужно, чтобы осознать своё дыхание, точнее, всё, что вы способны осознать. Всё остальное — это память или предвкушение, то есть мысль. Дыхание — это не что-то, что вы делаете, а то, за чем вы наблюдаете, когда дышите. Дыхание происходит само собой. Дышит разум внутри тела. Вам же надо только наблюдать, как это происходит. Это не предполагает никакого напряжения или усилия. Замечайте также короткую остановку дыхания — момент тишины и неподвижности в конце каждого выдоха перед началом следующего вдоха.

У многих людей дыхание неестественно поверхностное. Чем больше вы будете осознавать своё дыхание, тем больше будет восстанавливаться его естественная глубина.

Поскольку у дыхания нет никакой формы, его издревле приравнивали к духу — к бесформенной единой Жизни. «И создал Господь Бог человека из праха земного, и вдунул в лице его дыхание жизни, и стал человек душею живою»[1]. Немецкое слово *atmen* — «дышать» — происходит от древнеиндийского (санскритского) слова *Atman*, что значит «божественный дух», или «внутренний Бог».

Отсутствие у дыхания формы — одна из причин исключительной эффективности осознавания дыхания как способа привнесения пространства в свою жизнь. Потому оно и является прекрасным объектом для медитации, что оно вовсе не объект и у него нет формы. А ещё потому, что дыхание — это одно из самых тонких и, казалось бы, незначительных явлений, то «самое малое», что, по словам Ницше, приносит «лучшее счастье». Будете вы практиковать осознавание дыхания как формальную медитацию или нет — решать вам. Однако формальная медитация не заменит практики привнесения пространственного сознания в повседневную жизнь.

---

[1] Бытие 2:7.

Осознавание дыхания заставляет вас войти в настоящий момент, а это ключ ко всей внутренней трансформации. Осознавая своё дыхание, вы всегда находитесь в состоянии абсолютного Присутствия. Вы также можете заметить, что не способны одновременно думать *и* осознавать своё дыхание. Осознанное дыхание останавливает ваш ум. Но это совсем не транс или полусон — напротив, вы активно бодрствуете. Вы не проваливаетесь ниже мыслей, а поднимаетесь над ними. И если вы присмотритесь повнимательнее, то обнаружите, что эти две вещи — полное вхождение в настоящий момент и приостановка мышления без потери осознанности — в действительности есть одно и то же, а именно пробуждение пространственного сознания.

БОЛЕЗНЕННЫЕ ЗАВИСИМОСТИ

Навязчивую и давно сложившуюся схему поведения можно назвать зависимостью. Зависимость живёт в вас как некая квазисущность или субличность — энергетическое поле, которое время от времени полностью овладевает вами. Оно овладевает даже вашим умом — голосом у вас в голове, который тогда становится голосом зависимости. Он может сказать вам: «У тебя был трудный день. Ты заслужил награду. Зачем отказывать себе в единственном удовольствии, которое осталось в твоей жизни?» Если из-за недостатка осознанности вы отождествляетесь с голосом у себя в голове, то обнаруживаете, что идёте к холодильнику и достаёте сытный шоколадный торт. Иногда зависимость может и вовсе обходиться без думающего ума, и тогда вы вдруг видите, что дымите сигаретой или держите в руках бокал спиртного. «Как это оказалось у меня в руках?» А так, что, вынимая сигарету из пачки и зажигая её или наливая себе выпить, вы действовали совершенно неосознанно.

Если у вас есть навязчивая схема поведения, такая как курение, переедание, выпивка, злоупотребление телевизором или что-то ещё, вы можете сделать следующее: почувствовав в себе пробуждение той или иной тяги, остановитесь и сделайте три осознанных вдоха и выдоха. Это повышает осознанность. Затем в течение нескольких минут осознавайте эту навязчивую потребность как энергетическое поле внутри себя. Осознанно чувствуйте своё желание употребить физически или умственно какую-то субстанцию или поддаться пагубной привычке. После чего сделайте ещё несколько осознанных вдохов и выдохов. И вы можете обнаружить, что навязчивая тяга исчезла — на какое-то время. Или же вы увидите, что она по-прежнему довлеет над вами и вы не можете не сделать то, к чему она вас принуждает. Не делайте из этого проблемы. Пусть эта зависимость станет частью вашей практики осознавания, как это было описано выше. По мере роста осознанности те или иные поведенческие схемы будут ослабевать и в конце концов исчезнут. Не забывайте, однако, улавливать любые мысли, оправдывающие ваши пагубные привычки — порой с помощью самых веских аргументов в тот момент, когда они приходят вам в голову. Спросите себя: «Кто это там говорит?» И вы поймёте, что говорит зависимость. Пока вы это знаете, пока вы присутствуете во всём как наблюдатель своего ума, вероятность того, что ей удастся обмануть вас и заставить пойти у неё на поводу, будет не столь велика.

ОСОЗНАВАНИЕ ВНУТРЕННЕГО ТЕЛА

Ещё один простой, но очень эффективный способ, позволяющий создать пространство в своей жизни, также тесно связан с дыханием. Вы заметите, что, чувствуя, как едва уловимый поток воздуха входит в ваше тело, а после выходит, чувствуя, как поднимаются и опускаются ваши грудь и живот, вы начинаете осознавать своё внутреннее тело. Тогда ваше внимание может переключиться с дыхания на ощущение живости, разлитое по всему вашему телу.

Большинство людей так заняты своими мыслями и настолько отождествляются с голосом у себя в голове, что не ощущают своей внутренней живости. Неспособность чувствовать жизнь, которая движет вашим физическим телом, — ту самую жизнь, которой вы являетесь, — это самая большая потеря, какая только может с вами случиться. Она заставляет вас искать замену этому естественному состоянию благополучия, а также то, что заглушило бы постоянное беспокойство, ощущаемое, когда вы не чувствуете собственной живости, которая есть в вас всегда, но которую вы чаще всего не замечаете. К заменителям истинной внутренней живости, которых жаждут люди, относятся наркотическая эйфория, чрезмерная сенсорная стимуляция в виде слишком громкой музыки, острые ощущения или опасные развлечения, а также одержимость сексом. Даже драма во взаимоотношениях зачастую становится таким заменителем. Но охотнее всего люди заглушают постоянное фоновое беспокойство с помощью близких отношений — мужчины, который «подарит мне счастье», или женщины, которая «сделает меня счастливым». Разумеется, это ещё и одно из самых частых разочарований. Когда же беспокойство вновь даёт о себе знать, в этом обычно винят избранника или избранницу.

Сделайте два или три осознанных вдоха и выдоха. А теперь попробуйте уловить тончайшее ощущение живости, разлитое по всему вашему внутреннему телу. Можете ли вы почувствовать своё тело как бы изнутри? По очереди ощущайте разные части тела: кисти рук, предплечья и плечи, ступни, ноги. Можете ли вы почувствовать свой живот, грудь, шею, голову? А губы? Есть ли в них жизнь? Теперь снова ощутите всё своё внутреннее тело. Выполняя эту практику, поначалу можно закрыть глаза. Но как только вы почувствуете своё тело, откройте их и посмотрите вокруг, одновременно ощущая себя изнутри. Некоторые читатели могут обнаружить, что им не нужно закрывать глаза и что они могут чувствовать своё внутреннее тело, читая эти строки.

ВНУТРЕННЕЕ И ВНЕШНЕЕ ПРОСТРАНСТВО

Ваше внутреннее тело не плотное, а очень просторное. Это не ваша физическая форма, а наполняющая её жизнь. Это разум, который создал и поддерживает тело, одновременно координируя сотни разных функций такой невероятной сложности, что человеческий ум может понять лишь малую её часть. Когда вы начинаете осознавать в себе жизнь, на самом деле происходит то, что разум начинает осознавать сам себя.

Это та неуловимая жизнь, которую ещё не обнаружил ни один учёный, потому что сознание, которое её ищет, и есть *эта* жизнь.

Физики открыли, что видимая плотность материи — это иллюзия, создаваемая нашими органами чувств. Это касается и физического тела, которое мы воспринимаем как форму и которое считаем таковой, хотя на самом деле это на 99,99% пустое пространство. Вот как велико пространство между атомами в сравнении с их размерами — и внутри каждого атома есть столько же пространства. Физическое тело — это просто неверное восприятие того, кто вы есть. Во многих отношениях оно является микрокосмической версией внешнего пространства. Чтобы представить себе, сколь огромно пространство между небесными телами, подумайте вот о чём: свет, распространяющийся с постоянной скоростью 186 000 миль (300 000 километров) в секунду, затрачивает чуть больше секунды, чтобы покрыть расстояние между Землёй и Луной; свет от Солнца достигает Земли примерно за восемь минут. Свет от нашего ближайшего галактического соседа, звезды Проксима Центавра, путешествует до Земли 4,5 года. Вот какое огромное пространство нас окружает. А ведь есть ещё межгалактическое пространство, чьи масштабы непостижимы. Свет от ближайшей к нам галактики — Туманности Андромеды — идёт к нам 2,4 миллиона лет. Разве неудивительно, что ваше тело так же просторно, как вселенная?

Когда вы углубляетесь в своё физическое тело, являющееся формой, оно раскрывается как нечто бесформенное. Оно становится дверью во внутреннее пространство. И хотя у внутреннего пространства нет формы, оно чрезвычайно живое. Это «пустое пространство» — сама жизнь во всей её полноте, непроявленный Источник, из которого происходит всё явленное. Традиционно этот Источник обозначается словом «Бог».

Мысли и слова принадлежат миру форм; они не могут выразить бесформенное. Поэтому, когда вы говорите: «Я чувствую своё внутреннее тело», — это ошибка восприятия, созданная мыслью. В действительности же сознание, предстающее в виде тела, — сознание, которое Я Есть, — осознаёт само себя. Когда я перестаю принимать временную форму себя за того, кто я есть, тогда измерение безграничного и вечного — Бог — может выражаться через «меня» и направлять «меня». Оно также делает меня независимым от формы. Однако чисто интеллектуального понимания и убеждения, что «я не эта форма», недостаточно. Важнейший вопрос таков: могу ли я сейчас чувствовать присутствие внутреннего пространства? Что на самом деле означает: могу ли я чувствовать своё собственное Присутствие, а точнее, Присутствие, которым я являюсь?

К этой же истине можно подойти и с помощью другого указателя. Спросите себя: «Осознаю ли я не только то, что происходит Сейчас, но и сам Настоящий Момент как живое вневременное внутреннее пространство, в котором всё происходит?» Хотя кажется, что этот вопрос не имеет никакого отношения к внутреннему телу, вы можете с удивлением заметить, что, осознавая пространство Настоящего Момента, вы вдруг начинаете чувствовать себя внутренне более живым. Вы чувствуете живость внутреннего тела — ту живость, которая неотделима от радости Бытия. Мы должны войти в тело, чтобы выйти за его пределы и узнать, что мы — не тело.

Как можно чаще используйте осознавание внутреннего тела для создания пространства в повседневной жизни. Когда вы чего-то ждёте, кого-то слушаете, останавливаетесь, чтобы взглянуть на небо, дерево, цветок, близкого человека или ребёнка, одновременно ощущайте переполняющую вас живость. Это значит, что часть вашего внимания или сознания остаётся бесформенной, а остальная часть доступна внешнему миру форм. Каждый раз, когда вы «живёте» так в своём теле, оно служит якорем, позволяющим вам продолжать присутствовать в Настоящем Моменте. Оно не даёт вам потеряться в мыслях и эмоциях или во внешних ситуациях.

Когда вы думаете, чувствуете, воспринимаете и ощущаете, сознание обретает форму. Оно перевоплощается в мысль, в чувство, в чувственное восприятие и ощущение. Цикл перерождений, из которого буддисты надеются когда-то выйти, происходит непрерывно, и выйти из него можно только Сейчас — через силу Настоящего Момента. Полностью принимая форму, которую обретает Настоящий Момент, вы внутренне сонастраиваетесь с пространством, которое в сути своей и есть Сейчас. Приятие рождает в вас простор. Сонастроенность с пространством, а не с формой — вот что позволяет вам видеть свою жизнь в истинном свете и привносить в неё равновесие.

ЗАМЕЧАЙТЕ ПРОМЕЖУТКИ

В течение дня перед вами проходит постоянно меняющаяся череда вещей, которые вы видите и слышите. В первый момент восприятия, особенно когда вы видите или слышите что-то незнакомое, прежде чем ум это как-то назовёт и истолкует, обычно возникает промежуток — пространство интенсивного внимания, в котором происходит восприятие. Это и есть внутреннее пространство. Длительность этого промежутка у всех разная, и его легко не заметить, так как у многих эти «пробелы» возникают лишь на миг — на секунду, а то и меньше.

Вот как это происходит: когда возникает новый образ или звук, в первый момент восприятия привычный поток мыслей ненадолго замирает. Сознание отвлекается от мыслей, поскольку участвует в чувственном восприятии. Совсем же необычный вид или звук могут «лишить вас дара речи» — даже внутри. Другими словами, они могут создать более длинный промежуток между мыслями.

Ваша способность радоваться жизни и чувствовать внутреннюю связь с другими людьми и с природой зависит от частоты и длительности этих промежутков. Они же определяют степень вашей свободы от эго, так как эго подразумевает полное отсутствие осознавания пространственного измерения.

Когда вы начнёте осознавать эти небольшие промежутки, возникающие естественным образом, они станут удлиняться, и вы сможете всё чаще переживать радость восприятия, в котором полностью или частично отсутствуют мысли. Мир вокруг вас станет тогда свежим, новым и живым. Чем больше вы воспринимаете жизнь сквозь умственные фильтры абстрагирования и концептуализации, тем более безжизненным и пресным становится окружающий мир.

ПОТЕРЯТЬ СЕБЯ, ЧТОБЫ НАЙТИ СЕБЯ

Внутреннее пространство возникает и тогда, когда вы перестаёте держаться за потребность подчёркивать своё отождествление с формой. Это не истинная потребность, а потребность эго. Мы уже кратко касались этой темы. Каждый раз, когда вы перестаёте цепляться за одну из этих поведенческих схем, в вас возникает внутреннее пространство. Вы становитесь более подлинным. Эго будет казаться, что вы себя теряете, но происходит как раз обратное. Иисус давно сказал, что, прежде чем найти себя, нужно себя потерять. Каждый раз, когда вы расстаётесь с одной из этих схем, вы перестаёте подчёркивать себя на уровне формы, и тогда тот, кем вы являетесь за пределами формы, проявляется более полно. Вы уменьшаетесь, чтобы стать больше.

Вот несколько способов, с помощью которых люди неосознанно пытаются усилить своё отождествление с формой. Если вы достаточно бдительны, то, возможно, сумеете распознать в себе некоторые из этих неосознанных поведенческих схем: вы требуете признания за то, что вы сделали, и злитесь или расстраиваетесь, если не получаете его; вы стараетесь привлечь к себе внимание, рассказывая о своих проблемах и о своих болезнях или же устраивая сцены; вы высказываете своё мнение, когда вас об этом не просят и когда оно ни на что не влияет; вас больше интересует не сам человек, а то, как он вас видит, — это значит, что вы пользуетесь людьми как зеркалом, отражающим ваше эго, или как усилителем своего эго; вы пытаетесь впечатлить людей вещами, которые у вас есть, своими знаниями, привлекательной внешностью, статусом, физической силой и так далее; вы раздуваете своё эго вспышками гнева, направленными на что-то или на кого-то; вы воспринимаете всё как личное оскорбление или обиду; вы оправдываете себя и вините других, прибегая для этого к тщетным жалобам в мыслях и на словах; вы хотите, чтобы на вас обращали внимание, или пытаетесь выглядеть важным.

Обнаружив в себе такую схему поведения, попробуйте провести эксперимент. Посмотрите, что вы будете чувствовать и что произойдёт, если вы с ней расстанетесь. Просто отбросьте её и посмотрите, что получится.

Перестать подчёркивать себя на уровне формы — это ещё один способ пробуждения сознания. Ощутите огромную силу, которая начинает течь через вас в мир, когда вы перестаёте подчёркивать своё отождествление с формой.

ТИШИНА

Сказано: «Бог говорит на языке тишины, а всё остальное — плохой перевод». В действительности тишина — это ещё одно слово для описания пространства. Каждый раз, когда мы осознаём тишину, которая есть в нашей жизни, она соединяет нас с бесформенным и вневременным измерением внутри нас, лежащим за пределами мысли, за пределами эго. Это может быть тишина, наполняющая мир природы, тишина в вашей комнате ранним утром или безмолвные промежутки между звуками. У тишины нет формы — вот почему её нельзя осознать с помощью мысли. Мысль — это форма. Осознавать тишину — значит быть тихим и неподвижным. Быть тихим и неподвижным — значит осознавать не думая. Вы никогда не бываете собой более сущностно и глубоко, чем когда вы неподвижны и безмолвны. В этом состоянии вы — тот, кем были до того, как временно обрели физическую и умственную форму, именуемую личностью. Вы — тот, кем станете, когда эта форма исчезнет. Когда вы неподвижны и безмолвны, вы — тот, кто вы есть за пределами вашего временно́го существования: необусловленное, бесформенное и вечное сознание.

ⷮ

ГЛАВА ДЕВЯТАЯ

Ваша внутренняя цель

Как только вы поднимаетесь над уровнем, где всё было подчинено проблемам выживания, вопрос о смысле и цели жизни становится для вас первостепенным. Многие люди чувствуют, что погрязли в рутине повседневности, которая лишает их жизнь смысла. Некоторым кажется, что жизнь проходит мимо или уже прошла. Другие чувствуют себя связанными по рукам и ногам напряжённой работой, необходимостью содержать семью, финансовой ситуацией или условиями жизни. Одних одолевает острый стресс, других — острая скука. Некоторые забываются в лихорадочной деятельности, другие — в застое. Многие жаждут свободы и бо́льших возможностей, которые сулит преуспевание. У других материальный достаток и относительная свобода, которую он даёт, уже есть, и они обнаруживают, что даже этого недостаточно, чтобы наполнить жизнь смыслом. Истинную цель нельзя заменить ничем. Но истинную или главную цель жизни нельзя найти вовне. Она связана не с тем, что вы делаете, а с тем, что вы есть, — иными словами, с вашим состоянием сознания.

Поэтому самое главное — это понять, что в вашей жизни есть две цели: внутренняя и внешняя. Внутренняя цель связана с Бытием и является главной. Внешняя же цель связана с деятельностью и является второстепенной. Хотя в этой книге говорится в основном о вашей внутренней цели, в этой и следующей главах мы также рассмотрим вопрос о том, как согласовать внешнюю и внутреннюю цели жизни. Внутреннее и внешнее так тесно переплетены, что говорить об одном, не касаясь другого, почти невозможно.

Ваша внутренняя цель — пробудиться. Вот и всё. Вы разделяете эту цель с любым другим человеком на Земле, потому что это цель человечества. Ваша внутренняя цель является неотъемлемой частью цели единого целого — цели вселенной и её проявляющегося разума. Ваша внешняя цель со временем может меняться. У разных людей могут быть совершенно разные цели. Найти свою внутреннюю цель и жить с ней в согласии — это основа для достижения внешней цели. Это фундамент истинного успеха. Конечно, вы можете достичь определённых результатов и без этой согласованности — с помощью усилий, борьбы, решимости, тяжёлого труда или хитрости. Но в таких усилиях нет радости, и они всегда ведут к тем или иным страданиям.

ПРОБУЖДЕНИЕ

Пробуждение — это сдвиг в сознании, в результате которого мышление и осознавание разделяются. Для большинства людей это не событие, а происходящий внутри них процесс. Даже те немногие, кто переживает внезапное, драматическое и кажущееся необратимым пробуждение, всё равно должны пройти через этот процесс, в ходе которого новое состояние сознания постепенно проникает во все их действия и поступки, преображает их и таким образом становится неотъемлемой частью их жизни.

В пробуждённом состоянии вы уже не теряетесь в собственных мыслях, а воспринимаете себя как стоящую за ними осознанность. Тогда мышление перестаёт замыкаться на себе и быть автономной деятельностью, которая полностью захватывает вас и правит вашей жизнью. На смену мышлению приходит осознавание. Мышление перестаёт быть хозяином вашей жизни и становится его слугой. Осознавание — это сознательная связь с вселенским разумом. Иначе это можно назвать Присутствием — сознанием без мыслей.

Начало процесса пробуждения — это проявление Божьей милости. Ему нельзя помочь свершиться, к нему нельзя подготовиться или как-то его заслужить. Нет никакой чёткой последовательности логических шагов, ведущих к пробуждению, хотя уму это бы очень понравилось. Это не то, чего нужно сперва удостоиться. К грешнику оно может прийти раньше, чем к святому, но необязательно. Вот почему Иисус общался с самыми разными людьми, а не только с уважаемыми. С пробуждением нельзя ничего сделать. Что бы вы ни делали, это будет попыткой эго заполучить себе пробуждение или просветление, чтобы сделать их своей ценнейшей собственностью и через это стать ещё больше и важнее. В этом случае вместо пробуждения вы добавите в копилку своего ума *концепцию* пробуждения либо умственный образ пробуждённого или просветлённого человека, а затем будете пытаться им соответствовать. Жить в соответствии с образом самого себя или вашим образом в глазах других людей, значит, жить фальшиво — это ещё одна неосознанная роль, которую играет эго.

Но если с пробуждением нельзя ничего сделать, неважно, случилось оно уже или нет, то как оно может быть главной целью вашей жизни? Разве цель не подразумевает каких-то действий с вашей стороны?

Только первое пробуждение, первый проблеск сознания без мыслей случается по Божьей милости, без всяких усилий с вашей стороны. Если эта книга кажется вам непонятной или бессмысленной, значит, с вами этого ещё не произошло. Если же что-то в вас откликается на неё, если вы так или иначе угадываете в ней истину, значит, процесс пробуждения уже начался. А если он начался, то он необратим, хоть эго и может его тормозить. Для кого-то началом пробуждения станет чтение этой книги. Другим она поможет понять, что они уже начали пробуждаться, и поможет усилить и ускорить этот процесс. Ещё одна цель этой книги — помогать людям видеть в себе эго каждый раз, когда оно пытается ими овладеть и затуманить пробуждающуюся осознанность. К некоторым пробуждение приходит, когда они вдруг осознают, какого рода мысли обычно бродят у них в голове — в особенности стойкие негативные мысли, с которыми они, возможно, отождествлялись всю жизнь. Внезапно возникает осознавание, осознающее мысли, но не являющееся их частью.

Какова связь между осознаванием и мышлением? Осознавание — это пространство, в котором существуют мысли, когда это пространство начинает осознавать само себя.

Как только вы испытаете проблеск осознавания или Присутствия, это станет частью вашего опыта. Это будет уже не просто концепция в вашем уме. И тогда вы можете сделать сознательный выбор присутствовать в происходящем, а не предаваться бесполезным мыслям. Вы можете пригласить Присутствие в свою жизнь, то есть создать пространство.

Вместе с даром пробуждения приходит ответственность. Вы можете либо попытаться жить, как будто ничего не случилось, либо понять всю значимость случившегося и признать, что возникновение осознанности — это самое важное, что только может с вами случиться. Тогда открытие себя нарождающемуся сознанию и привнесение его света в этот мир становится главной целью вашей жизни.

«Я хочу знать мысли Бога, — сказал Эйнштейн. — Остальное — лишь детали». Что такое ум Бога? Это сознание. Что значит знать мысли Бога? Это значит осознавать. Что такое детали? Ваша внешняя цель и всё, что происходит во внешнем мире.

Возможно, вы всё ещё ждёте чего-то значительного, что должно произойти в вашей жизни, не ведая, что самое значительное, что только может случиться с человеком, с вами уже произошло: процесс разделения мышления и осознавания начался.

На ранних этапах процесса пробуждения многие люди уже не могут точно определить свою внешнюю цель. Ими больше не движет то, что движет миром. Видя безумие нашей цивилизации с такой предельной ясностью, они могут чувствовать некоторое отчуждение от своей культуры и всего, что их окружает. Некоторые чувствуют, что они оказались на ничейной земле между двумя мирами. Эго уже не управляет ими, однако нарождающаяся осознанность ещё не полностью вошла в их жизнь. Внутренняя и внешняя цели ещё не слились.

ДИАЛОГ О ВНУТРЕННЕЙ ЦЕЛИ

Нижеприведённый диалог обобщает мои многочисленные беседы с людьми, ищущими истинную цель в жизни. Истинно то, что резонирует с вашим самым сокровенным Бытием, выражает это Бытие и сонастроено с вашей внутренней целью. Вот почему я прежде всего направляю внимание людей на их внутреннюю и главную цель.

Я хочу, чтобы моя жизнь изменилась, но не знаю, как именно. Я хочу расширения. Я хочу делать что-то значимое, хочу приносить пользу, и да, я хочу материального достатка и свободы, которую он даёт. Я хочу делать что-то важное, что нужно миру. Но если вы спросите, чего именно я хочу, мне придётся ответить, что я не знаю. Можете ли вы помочь мне найти мою цель в жизни?

Ваша цель — сидеть здесь и разговаривать со мной, потому что вы сейчас здесь и заняты именно этим — до тех

Ваша внутренняя цель

пор, пока вы не встанете и не займётесь чем-то другим. Тогда это станет вашей целью.

Значит, моя цель – сидеть у себя в офисе ещё тридцать лет, пока я не выйду на пенсию или пока меня не уволят?

Вы сейчас не в офисе, а значит, это не ваша цель. Когда вы действительно сидите у себя в офисе и делаете то, что вы там делаете, тогда это ваша цель. Не на следующие тридцать лет, а на тот момент.

Я думаю, мы недопонимаем друг друга. Для вас цель – это то, что вы делаете сейчас; для меня же это значит иметь какую-то определяющую цель в жизни, что-то большое и важное, придающее смысл тому, что я делаю, что-то по-настоящему значимое. Перебирать бумажки в офисе – это не то. Я это знаю.

Пока вы не начнёте осознавать Бытие, вы будете искать смысл только в пределах измерения делания и будущего, то есть в пределах временнóго измерения. И какой бы смысл и удовлетворение вы ни находили, они будут рассеиваться или оказываться обманом. К тому же всё это будет неизменно разрушаться временем. Любой смысл, который мы находим на этом уровне, является истинным лишь относительно и временно.

Так, если смысл вашей жизни состоит в заботе о детях, то что с ним станет, когда дети уже не будут в вас нуждаться и, возможно, вообще перестанут вас слушать? Если смысл вашей жизни в том, чтобы помогать другим, то другим должно быть хуже, чем вам, чтобы ваша жизнь имела смысл и вы были довольны собой. Если смысл вашей жизни связан с желанием преуспевать, побеждать и добиваться успеха в той или иной сфере, то что будет, если вы так

285

и не добьётесь победы или если однажды полоса успехов вдруг закончится, что обязательно когда-нибудь случится? Тогда вам придётся обратиться к своему воображению или к воспоминаниям, а это весьма неудовлетворительный способ придания жизни хоть какого-то, даже самого скудного, смысла. Успех в любой области имеет смысл лишь в том случае, если тысячи или миллионы других его не достигнут, поэтому, для того чтобы ваша жизнь имела смысл, других должна постигнуть «неудача».

Я не говорю, что помогать другим, заботиться о своих детях или стремиться к совершенству в какой-либо области — это что-то недостойное. Для многих людей это важные составляющие их внешней цели. Однако сама внешняя цель всегда относительна, нестабильна и непостоянна. Это не значит, что вам не следует заниматься всеми этими вещами. Это значит, что их нужно соединить с вашей внутренней, главной целью, чтобы всё, что вы делаете, наполнялось более глубоким смыслом.

Если ваша жизнь не согласуется с вашей главной целью, то любая внешняя цель, какой бы она ни была, даже если это создание рая на земле, будет исходить от эго или же будет разрушена временем. Рано или поздно она заставит вас страдать. Если вы пренебрегаете вашей внутренней целью, то независимо от того, что вы делаете, даже если это выглядит духовным, эго проникнет в то, *как* вы это делаете, и тогда средства достижения цели исказят саму цель. Хорошо известная фраза «Благими намерениями вымощена дорога в ад» указывает на эту истину. Другими словами, важны не ваши цели или действия, а состояние сознания, из которого они проистекают. Достичь своей внутренней цели — значит заложить фундамент новой реальности, новой земли. Когда такой фундамент заложен, ваша внешняя цель обретает духовную силу, потому что ваши цели и намерения теперь едины с эволюционным импульсом вселенной.

Разделение мышления и осознавания, лежащее в основе вашей главной цели, происходит через отрицание времени. Разумеется, мы не говорим здесь об использовании времени для практических нужд, скажем, для того чтобы назначить встречу или спланировать поездку. Мы говорим не о циферблатном времени, которое показывают ваши часы, а о психологическом — о глубоко укоренившейся привычке ума искать полноту жизни в будущем, где её нельзя найти, и игнорировать единственную точку доступа к ней — настоящий момент.

Когда вы смотрите на то, что вы делаете, или то, где вы находитесь, как на главную цель своей жизни, вы отрицаете время. Это даёт огромную силу. Отрицание времени в том, что вы делаете, также обеспечивает связь между вашей внутренней и внешней целями, между Бытием и деланием. Отрицая время, вы отрицаете эго. Что бы вы ни делали, вам всё будет удаваться, потому что в центре вашего внимания оказывается само действие. И тогда оно становится каналом, через который сознание входит в этот мир. Это значит, что вы будете делать всё качественно, даже если это самые простые действия, такие как перелистывание страниц в телефонном справочнике или хождение по комнате. Главная цель перелистывания страниц — это перелистывать страницы; вторичная цель — найти номер телефона. Главная цель хождения по комнате — это пройти из одного конца комнаты в другой; вторичная цель — взять там книгу, и в тот момент, когда вы берёте её в руки, это становится вашей главной целью.

Возможно, вы помните об уже упоминавшемся здесь парадоксе времени: всё, что вы делаете, требует времени, но это всегда сейчас. Поэтому, хотя ваша внутренняя цель состоит в отрицании времени, ваша внешняя цель обязательно подразумевает будущее и поэтому не может существовать без времени. Но внешняя цель всегда вторична. Каждый раз, когда вас охватывает беспокойство или вы впадаете в стресс, это знак того, что вами завладела внешняя цель, и вы потеряли из вида свою внутреннюю цель. Вы забыли, что ваше состояние сознания первично, а всё остальное вторично.

А не заставит ли меня такая жизнь отказаться от стремления достичь каких-либо вершин? Я боюсь, что всю оставшуюся жизнь я буду обречён заниматься мелочами, тем, что не имеет никакого значения. Я боюсь, что никогда не поднимусь выше посредственности и не посмею добиться большого успеха и реализовать свой потенциал.

Великое берёт начало в малом, если это малое уважают и если о нём заботятся. На самом деле жизнь любого человека состоит из мелочей. Величие — это умственная абстракция и любимая фантазия эго. Парадокс заключается в том, что в основе великого лежит почитание мелочей, из которых состоит настоящий момент, а не погоня за идеей величия. Настоящий момент всегда мал в том смысле, что он всегда прост, но при этом в нём есть величайшая сила. Как и атом, это одна из мельчайших вещей, однако какая в нём мощь. Только сонастроившись с настоящим моментом, вы получаете доступ к этой силе. Хотя, наверное, правильнее было бы сказать, что это *она* получает доступ к вам, а через вас — к миру. Именно эту силу имел в виду Иисус, когда говорил: «Не я, но Отец внутри меня творит дела» и «Сам я ничего не могу сделать»[1]. Тревога, стресс и негативность отрезают вас от этой силы. Иллюзия вашей отделённости от силы, которая управляет вселенной, возвращается на прежнее место. Вы снова чувствуете, что вы один, что вы с чем-то боретесь или пытаетесь чего-то достичь. Но почему возникли тревога, стресс и негативность? Потому что вы отвернулись от настоящего момента. А почему вы это сделали? Вы решили, что есть что-то более важное. Вы забыли свою главную цель. Одна маленькая ошибка — ошибка восприятия — порождает целый мир страдания.

Настоящий момент открывает доступ к силе самой жизни, которую традиционно называют Богом. Стоит вам от него отвернуться, как Бог перестаёт быть реальностью в вашей жизни, и у вас остаётся только умственная *концеп-*

---

[1] Евангелие от Иоанна 14:10, 5:30 // New Revised Standard Version.

(Евангелие от Иоанна 14:10: Разве ты не веришь, что Я в Отце и Отец во Мне? Слова, которые говорю Я вам, говорю не от Себя; Отец, пребывающий во Мне, Он творит дела. //Библия. Книги Священного Писания Ветхого и Нового Завета. Издание Московской Патриархии. Москва, 1990.

Евангелие от Иоанна 5:30: Я ничего не могу творить Сам от Себя. Как слышу, так и сужу, и суд Мой праведен; ибо не ищу Моей воли, но воли пославшего Меня Отца.// Там же.)

ция Бога, в которую одни верят, а другие — нет. Даже вера в Бога — это лишь жалкая подмена живой реальности Бога, проявляющейся в каждый момент вашей жизни.

Но разве полная гармония с настоящим моментом не подразумевает прекращение всякого движения? Разве существование какой-либо цели не есть вре́менное нарушение этой гармонии с настоящим моментом и, возможно, восстановление её на более высоком или сложном уровне после достижения цели? В моём представлении росток, пробивающийся через слой почвы, тоже не может быть в полной гармонии с настоящим моментом, потому что у него есть цель: он хочет стать большим деревом. Быть может, он сможет жить в гармонии с настоящим моментом, когда достигнет зрелости.

Росток ничего не хочет, потому что он един с целым и целое действует через него. Иисус сказал: «Посмотрите на полевые лилии, как они растут: ни трудятся, ни прядут; но говорю вам, что и Соломон во всей славе своей не одевался так, как всякая из них»[1]. Мы можем сказать, что целое — Жизнь — *хочет*, чтобы росток стал деревом, но сам росток не считает себя отделённым от жизни и поэтому ничего не хочет. Он находится в единстве с тем, чего хочет Жизнь. Вот почему он не испытывает ни тревоги, ни стресса. И если ему суждено умереть раньше срока, он умирает легко. Он отдаётся смерти так же безоговорочно, как и жизни. Он чувствует, пусть и совсем смутно, свою укоренённость в Бытии, в единой Жизни, вечной и бесформенной.

---

[1] Евангелие от Матфея 6:28-29.

Подобно даосским мудрецам Древнего Китая, Иисус любит обращать наше внимание на природу, поскольку видит в ней действие той силы, с которой люди потеряли связь. Это творческая сила вселенной. Иисус также говорит, что если Бог так красиво одевает простые цветы, то насколько же красивее Он оденет вас! Другими словами, если природа является прекрасным выражением эволюционного импульса вселенной, то когда люди сонастроятся с направляющим его разумом, они смогут выразить этот импульс на более высоком и более чудесном уровне.

Поэтому будьте верны жизни, оставаясь верными вашей внутренней цели. Когда вы становитесь присутствующим, а значит, целым во всех своих действиях, они наполняются духовной силой. Возможно, поначалу в том, *что* вы делаете, не будет никаких заметных изменений — изменится лишь *как*. Теперь ваша главная цель — позволить сознанию вливаться в то, что вы делаете. Вторичная же цель — это то, чего вы хотите достичь своим действием. Если раньше понятие цели всегда было связано с будущим, то теперь у вас есть более глубокая цель, которую можно найти лишь в настоящем путём отрицания времени.

Когда вы встречаетесь с людьми — на работе или в любом другом месте, — направляйте на них всё своё внимание. Вы теперь не столько личность, сколько поле осознанности, поле чуткого Присутствия. Исходная причина взаимодействия с другим человеком — покупка или продажа чего-либо, запрос или предоставление информации и так далее — теперь становится вторичной. Главной целью взаимодействия становится возникающее между вами поле осознавания. Это пространство осознанности становится важнее того, о чём вы говорите, важнее физических или мысленных объектов. Человеческое Бытие становится важнее вещей этого мира. Это не значит, что вы будете пренебрегать практическими делами. Напротив, когда измерение Бытия признаётся и таким образом становится для вас главным, любое действие разворачивается с большей лёгкостью и большей силой. Возникновение этого объединяющего поля осознавания между людьми — это самый существенный фактор во взаимоотношениях на новой земле.

Является ли понятие успеха всего лишь эгоической иллюзией? Как измерить истинный успех?

Мир скажет вам, что успех — это достижение того, что вы задумали. Он скажет вам, что добиваться успеха — значит побеждать и что признание и/или материальный достаток — важные составляющие любого успеха. На самом деле всё вышеперечисленное или его часть обычно сопутствуют успеху, но не являются им. Обычное понимание успеха связано с результатом ваших действий. Кто-то скажет, что успех — это следствие упорного труда и везения или решимости и таланта или просто умения оказаться в нужное время в нужном месте. Хотя все эти факторы могут стать решающими в достижении успеха, суть не в них. Мир никогда не скажет вам — потому что сам того не знает, — что успешным нельзя *стать*. Им можно только *быть*. Не слушайте, когда безумный мир говорит вам, что успех — это не успешный настоящий момент, а что-то ещё. А что такое успешный настоящий момент? Это когда в том, что вы делаете, есть ощущение качественности, даже если это самое простое действие. Качество подразумевает заботу и внимание, которые приходят вместе с осознанностью. Качество требует вашего Присутствия.

Предположим, что вы бизнесмен и что после двух лет напряжения и сильного стресса вам наконец удалось создать продукт или услугу, которые хорошо продаются и приносят доход. Успех ли это? В общепринятом смысле — да. В действительности же вы два года загрязняли своё тело и землю негативной энергией и делали несчастными себя и окружающих — при этом ваша негативность влияла на множество людей, с которыми вы даже незнакомы. Все подобные действия основаны на неосознанном предположении, что успех — это событие в будущем и что цель оправдывает средства. Но цель и средства едины. И если средства не способствуют человеческому счастью, то не принесёт его и цель. Результат, который неотделим от ведущих к нему действий, уже несёт на себе печать этих действий и будет создавать новые страдания. Это кармическое действие — неосознанное увековечивание страданий.

Как вы уже знаете, ваша второстепенная, или внешняя, цель принадлежит измерению времени, тогда как ваша главная цель неотделима от Настоящего Момента и поэтому требует отрицания времени. Как примирить эти цели? Через осознание того, что весь путь вашей жизни в конечном счёте состоит из шага, который вы делаете Сейчас. Всегда есть только один этот шаг, и поэтому вы фокусируете на нём всё своё внимание. Это не значит, что вы не знаете, куда идёте; это значит только, что этот шаг для вас — главное, а его назначение и цель второстепенны. И то, что вы найдёте там, куда шли, зависит от качества данного шага. Это можно выразить иначе: то, что ждёт вас в будущем, зависит от состояния вашего сознания в данный момент.

Когда то, что вы делаете, пропитано безвременностью Бытия — вот *это* и есть успех. Если ваше действие не наполнено Бытием, если вы не присутствуете в происходящем, вы теряетесь во всём, что делаете. Вы также теряетесь в мыслях и в ваших реакциях на внешние события.

Что именно вы имеете в виду, говоря: «Вы теряетесь в этом»?

Суть того, кто вы есть, — это сознание. Когда сознание (вы) полностью отождествляется с мыслями и потому забывает о своей глубинной природе, оно теряет себя в мыслях. Когда оно отождествляется с умственно-эмоциональными образованиями, такими как желание и страх — главными мотивирующими силами эго, — оно теряется в них. Сознание также теряет себя, когда отождествляется со своими действием и реакциями на происходящее. Тогда каждая мысль, каждое желание или страх, каждое действие или реакция оказываются пропитаны ложным самоощущением, которое неспособно чувствовать простую радость Бытия и потому пытается заменить её удовольствием, а иногда и болью. Это жизнь в забвении Бытия. В этом состоянии забвения своей истинной сути любой успех — лишь преходящая иллюзия. Чего бы вы ни достигли, вы вскоре снова станете несчастным или же вашим вниманием полностью завладеет новая проблема.

Как мне перейти от осознания своей внутренней цели к пониманию того, что мне следует делать на внешнем плане?

Внешние цели разных людей сильно отличаются друг от друга, и ни одна внешняя цель не вечна. Все они подвержены действию времени, и со временем одну цель заменяет другая. То, насколько преданность внутренней цели пробуждения меняет внешние обстоятельства вашей жизни, тоже очень индивидуально. У кого-то происходит внезапный или постепенный разрыв с прошлым. Работа, жизненная ситуация, отношения с любимым человеком — всё глубочайшим образом преображается. Иногда изменения начинают происходить сами собой — не вследствие долгого и мучительного процесса принятия решений, а потому, что вы вдруг понимаете: вот что мне надо делать. Решение приходит, так сказать, в готовом виде — не через мысли, а путём осознавания. Однажды утром вы просыпаетесь, зная, что вам нужно делать. Некоторые после этого бросают безумную работу или порывают с безумной жизненной ситуацией. Так что, прежде чем вы поймёте, что для вас хорошо на внешнем плане, что действительно работает и согласуется с пробуждающимся сознанием, возможно, вам придётся выяснить, что для вас нехорошо, что больше не работает или не согласуется с вашей внутренней целью.

Неожиданно к вам могут прийти извне и всякие другие изменения. Случайная встреча открывает перед вами новые возможности, и в вашей жизни происходит какое-то развитие. Исчезает давнишнее препятствие или конфликт. Ваши друзья либо проходят это внутреннее преображение вместе с вами, либо вы постепенно от них отдаляетесь. Одни отношения прекращаются, другие — углубляются. Вас могут уволить с работы или же вы можете стать там зачинателем позитивных перемен. Муж или жена уходят от вас либо вы переходите на новый уровень близости. Внешне некоторые перемены могут показаться негативными, но вскоре вы поймёте, что в вашей жизни образуется пространство для чего-то нового.

Какое-то время вы можете чувствовать неуверенность и неопределённость. Что мне делать? Так как эго больше не управляет вашей жизнью, психологическая потребность во внешней стабильности, которая, впрочем, всё равно иллюзорна, уменьшается. Теперь вы можете жить в неопределённости и даже получать от неё удовольствие. Когда неопределённость становится для вас комфортной, в вашей жизни открываются безграничные возможности. Это значит, что страх уже не направляет ваши действия и не мешает вам совершать поступки, ведущие к переменам. Римский философ Тацит справедливо заметил, что «стремление к безопасности стоит на пути любого великого и благородного начинания». Если неопределённость для вас неприемлема, она превращается в страх. Если же она абсолютно приемлема, то превращается в ещё большую живость, бдительность и творческую энергию.

Много лет назад, повинуясь сильному внутреннему импульсу, я оставил научную карьеру, которую мир мог бы счесть «многообещающей», и шагнул в полную неопределённость — и спустя несколько лет из всего этого возникло моё новое воплощение в качестве духовного учителя. Много позже со мной снова случилось нечто подобное.

Я вдруг ощутил импульс, побуждавший меня оставить свой дом в Англии и переехать на западное побережье Северной Америки. Я подчинился ему, хоть и не знал причин его возникновения. Результатом этого нового шага в неопределённость стала книга «Живи сейчас. The Power of Now», бóльшая часть которой была написана в Калифорнии и Британской Колумбии, когда у меня не было своего дома. У меня также не было практически никаких доходов, и я жил на сбережения, которые быстро таяли. Но всё сложилось просто замечательно. Деньги кончились, когда я уже заканчивал писать книгу. Я купил лотерейный билет и выиграл тысячу долларов, что позволило мне продержаться ещё месяц.

Не всем, однако, придётся столкнуться с резкими изменениями во внешних обстоятельствах. Другой конец спектра представлен людьми, которые остаются там же, где и были, и продолжают делать то же, что и делали. Для них меняется только *как*, а не *что*. И дело здесь не в страхе или инерции. Просто то, что они делают, является отличным средством для привнесения в этот мир сознания, и ему этого вполне достаточно. Такие люди тоже способствуют возникновению новой земли.

Но разве так не должно быть со всеми? Если достижение внутренней цели – это единство с настоящим моментом, то почему вообще может возникать потребность сменить работу или изменить обстоятельства жизни?

Когда вы едины с тем, что *есть*, это не значит, что вы перестаёте что-то менять или теряете способность действовать. Однако мотивация к действию рождается на более глубоком уровне, а не из эгоического желания или страха. Внутренняя сонастроенность с настоящим моментом открывает ваше сознание и приводит его в согласие с целым, неотъемлемой частью которого является настоящий момент. И тогда целое, вся совокупность жизни, действует через вас.

Что вы подразумеваете под «целым»?

С одной стороны, целое включает в себя всё, что существует. Это мир или космос. Но всё существующее, от микробов до людей и галактик, в действительности не отдельные вещи или сущности, а часть взаимосвязанных многомерных процессов.

Есть две причины, почему мы не видим этого единства, а видим всё по отдельности. Одна из них — восприятие, сводящее реальность к тому, что доступно нам в узком диапазоне наших органов чувств: того, что мы можем видеть, слышать, обонять, чувствовать на вкус и на ощупь. Но когда наше восприятие свободно от интерпретаций и навешивания мысленных ярлыков, то есть когда мы не дополняем его мыслями, мы всё-таки можем почувствовать под тем, что воспринимается нами как отдельные мысли, более глубокую и тесную связь.

Другой, более серьёзной причиной иллюзии разделённости является навязчивое мышление. Ведь, когда мы оказываемся во власти непрерывного потока навязчивых мыслей, вселенная распадается для нас на части, и мы теряем способность чувствовать взаимосвязанность всего сущего. Мышление рассекает реальность на безжизненные фрагменты. Результатом такого фрагментарного восприятия действительности становятся крайне неразумные и разрушительные действия.

Но есть ещё более глубокий уровень целого, чем взаимосвязанность всего, что существует. На этом более глубоком уровне все вещи суть одно. Это Источник, непроявленная единая Жизнь. Это вневременный разум, который проявляет себя как разворачивающаяся во времени вселенная.

Целое состоит из существования и Бытия, из проявленного и непроявленного, из мира и Бога. Поэтому, когда вы сонастраиваетесь с целым, вы становитесь сознательной частью взаимосвязанности целого и его цели — проявления сознания в этом мире. И тогда благоприятные спонтанные события, случайные встречи, совпадения и синхронные события происходят куда чаще. Карл Юнг назвал синхронность «непричинным связующим принципом». Это означает, что причинная связь между синхронными явлениями на нашем поверхностном уровне реальности отсутствует. Синхронность — это внешнее проявление разума, лежащего в основе мира видимых форм и глубинной взаимосвязанности, недоступной нашему уму. Но мы можем быть осознанными участниками процесса развёртывания этого разума и расцвета сознания.

Природа существует в состоянии бессознательного единства с целым. Вот почему, например, почти ни одно животное не погибло во время катастрофического цунами в 2004 году. Связь животных с совокупностью всего сущего сильнее, чем у людей, поэтому они почувствовали приближение цунами задолго до того, как его можно было увидеть или услышать, и у них было время уйти на более высокие места. Но, возможно, даже это объяснение пытается представить всё лишь с позиций человека. Возможно, животные просто стали перемещаться на более высокие места. Делать *это* из-за *того* — именно так ум рассекает реальность, в то время как природа пребывает в неосознанном единстве с целым. Наша цель и судьба — привносить в этот мир новое измерение, живя в осознанном единстве с целым и в осознанном согласии с вселенским разумом.

Может ли целое использовать человеческий ум для создания вещей и ситуаций, согласующихся с его целью?

Да, всегда, когда вы чувствуете вдохновение, что переводится как «в духе», и энтузиазм, что означает «в Боге», происходит творческое усиление действия, намного превосходящее возможности обычного человека.

ГЛАВА ДЕСЯТАЯ

❧

Новая земля

Астрономы обнаружили ряд свидетельств, позволяющих предположить, что вселенная возникла пятнадцать миллиардов лет назад в результате гигантского взрыва и с тех пор непрерывно расширяется. И не только расширяется, но и усложняется, становясь всё более дифференцированной. Некоторые учёные постулируют, что это движение от единства к множественности в конечном счёте повернётся вспять. Вселенная перестанет расширяться, вновь начнёт сжиматься и наконец вернётся в непроявленное состояние, в непостижимое ничто, из которого она возникла, — и эти циклы рождения, расширения, сжатия и смерти, возможно, будут повторяться снова и снова. С какой целью? «Зачем Вселенной вообще утруждать себя существованием?» — спрашивает физик Стивен Хокинг, понимая в то же время, что никакая математическая модель никогда не сможет ответить на этот вопрос.

Но если вы не будете смотреть лишь на то, что снаружи, а заглянете внутрь, то обнаружите, что у вас есть внутренняя и внешняя цели, а так как вы являетесь микрокосмическим отражением макрокосма, значит, и у вселенной есть внутренняя и внешняя цели, неотделимые от ваших. Внешняя цель вселенной состоит в том, чтобы создать форму и испытать взаимодействия форм — игру, сновидение, драму, — назовите это как хотите. Внутренняя же цель вселенной — пробудиться к осознанию своей бесформенной сути. Далее следует примирение внешней и внутренней целей, смысл которого в том, чтобы привнести эту суть — сознание — в мир формы и тем самым преобразить мир. Конечная цель этой трансформации выходит далеко за пределы того, что может постичь или вообразить человеческий ум. И всё-таки именно эта трансформация является задачей, которую нам суждено решать в настоящее время на этой планете. Это задача примирения внешней и внутренней целей, примирения мира и Бога.

Прежде чем задуматься над тем, какое отношение расширение и сжатие вселенной имеют к вашей собственной жизни, нужно принять во внимание следующее: что бы мы ни говорили о природе вселенной, это не следует понимать как абсолютную истину. Ни концепции, ни математические формулы не могут объяснить бесконечное. Никакая мысль не способна вместить безграничность всего вместе взятого. Реальность — это единое целое, тогда как мысль разрезает её на фрагменты. Отсюда возникают коренные ошибки восприятия, например, что есть какие-то отдельные вещи и события или что *это* является причиной *того*. Каждая мысль подразумевает точку зрения, а каждая точка зрения по природе своей ограничена — фактически это означает, что она неверна или, по крайней мере, верна не абсолютно. Только целое истинно, но целое нельзя изречь или осмыслить. Если выйти за пределы ограничений мысли и посмотреть оттуда — при том что такой взгляд недоступен человеческому уму, — то всё происходит сейчас. Всё, что когда-либо было или будет, есть сейчас, вне времени, которое является умственной конструкцией.

Относительную и абсолютную истины можно проиллюстрировать на примере восхода и заката. Когда мы говорим, что утром солнце восходит, а вечером заходит, — это истина, но лишь относительная. В абсолютных терминах это неверно. Солнце восходит и заходит только с ограниченной точки зрения наблюдателя, находящегося на поверхности планеты или вблизи неё. Если бы вы были далеко в космосе, то увидели бы, что солнце не восходит и не заходит, а светит непрерывно. Но, даже понимая это и зная, что эта истина относительна, а не абсолютна, мы можем продолжать говорить о восходе и закате, наслаждаться их красотой, изображать их на картинах и писать о них стихи.

Поэтому давайте ещё немного поговорим о другой относительной истине: о воплощении вселенной в форме и её возвращении в бесформенное, что подразумевает ограниченную временну́ю перспективу, и посмотрим, как это влияет на вашу собственную жизнь. Хотя понятие «моя собственная жизнь» — это, безусловно, ещё одна ограниченная точка зрения, созданная мыслью, ещё одна относительная истина. По сути, «вашей» жизни, как таковой, не существует, поскольку вы и жизнь — это не две разные вещи, а нечто единое.

КРАТКАЯ ИСТОРИЯ
ВАШЕЙ ЖИЗНИ

Процесс проявления мира, равно как и процесс его возвращения в непроявленное — его расширение и сжатие, — это два универсальных движения, которые можно назвать уходом из дома и возвращением домой. Эти два движения находят отражение во множестве происходящих во вселенной процессов, таких как безостановочное расширение и сокращение вашего сердца, а также вдох и выдох. Ещё один пример подобных движений — циклы сна и бодрствования. Каждую ночь, сами того не ведая, вы возвращаетесь в непроявленный Источник всей жизни, когда входите в стадию глубокого сна без сновидений, а утром вновь оказываетесь здесь обновлённые и отдохнувшие.

Эти два движения, исход и возвращение, также отражаются в жизненных циклах каждого человека. «Вы» вдруг появляетесь в этом мире как бы из ниоткуда. За рождением следует расширение. Это не только физический рост, но и накопление знаний, имущества, опыта и расширение поля деятельности. Сфера вашего влияния расширяется, и ваша жизнь становится всё более сложной. Всё это время вы в основном заняты поисками и достижением своей внешней цели. Наряду с этим обычно растёт и ваше эго, представляющее собой отождествление со всем вышеперечисленным, в результате чего ваш личностный образ в мире форм становится всё более определённым. Именно в это время внешняя цель — рост — часто оказывается во власти эго, которое, в отличие от природы, не знает, когда пора остановиться и перестать стремиться к расширению, и ненасытно требует всё *больше.*

И вот, когда вы уже думаете, что наконец-то преуспели и что вы здесь навек, начинается обратное движение. Быть может, начинают умирать близкие вам люди, бывшие частью вашего мира. Затем ухудшается ваша физическая форма; сокращается сфера вашего влияния. Вместо того чтобы становиться больше, вы делаетесь меньше, и эго реагирует на это усиливающейся тревогой или депрессией. Ваш мир начинает сжиматься, и вы можете обнаружить, что больше ничего не контролируете. Теперь уже не вы воздействуете на жизнь, а жизнь воздействует на вас, постепенно уменьшая ваш мир. Отождествлённое с формой сознание переживает закат, распад формы. И вот однажды исчезаете и вы. Ваше кресло стоит на том же месте. Но вас в нём нет, оно пустует. Вы вернулись туда, откуда пришли всего несколько лет назад. Жизнь каждого человека, как и каждая форма жизни, представляет собой целый мир — уникальный способ, при помощи которого вселенная ощущает и переживает саму себя. И когда ваша форма распадается, мир прекращает своё существование — один из бесчисленного множества миров.

ПРОБУЖДЕНИЕ И ОБРАТНОЕ ДВИЖЕНИЕ

Обратное движение в жизни человека, ослабление или распад формы по причине старости, болезни, немощи, утраты или какой-то личной трагедии несёт в себе огромные возможности для духовного пробуждения — разотождествления сознания и формы. Но, поскольку в нашей современной культуре так мало духовно-истинного, немногие воспринимают это как благоприятную возможность. Поэтому, когда в их жизни или в жизни их близких начинается обратное движение, они видят в этом что-то ужасное, что не должно происходить.

Взгляды нашей цивилизации на физическую природу человека отличаются крайним невежеством, а чем более вы духовно невежественны, тем больше вы страдаете. Для многих людей, особенно на Западе, смерть — всего лишь абстрактная концепция, поэтому они не представляют себе, что происходит с человеческой формой, когда она приближается к распаду. Большинство старых и немощных людей упрятаны в дома престарелых. Мёртвые тела, которые в некоторых более старых культурах выставляются на всеобщее обозрение, тщательно скрываются. Задайтесь целью увидеть где-нибудь мёртвое тело, и вы обнаружите, что это фактически незаконно, если только покойный не ваш близкий родственник. Перед похоронами умерших даже гримируют. Вам дозволено видеть только благопристойную версию смерти.

Поскольку смерть для многих людей — абстрактная концепция, они совершенно не готовы к распаду формы, который их ожидает. Его приближение вызывает шок, непонимание, отчаяние и сильный страх. Всё теряет смысл, потому что смысл и цель их жизни были связаны с накоплением, успехом, строительством, защитой и чувственным удовольствием. Вся их жизнь ассоциировалась с движением, направленным вовне, — они отождествлялись с формой, то есть с эго. И когда их жизнь, их мир разрушаются, большинство людей ни в чём не могут найти смысл. И всё же потенциально здесь есть ещё более глубокий смысл, чем в движении вовне.

Чаще всего духовное измерение приходит в жизнь людей именно с наступлением старости, в результате утраты или личной трагедии. То есть их внутренняя цель проявляется только тогда, когда внешняя цель рушится и скорлупа эго начинает раскалываться. Такие события знаменуют начало обратного движения к распаду формы. В большинстве древних культур, должно быть, существовало интуитивное понимание этого процесса, поэтому старых людей уважали и почитали. Они были хранителями мудрости и создавали измерение глубины, без которого никакая цивилизация не может долго существовать. В нашей цивилизации, полностью отождествлённой с внешним измерением и ничего не знающей о внутреннем измерении духа, слово «старый» имеет в основном негативный оттенок. Старый — значит бесполезный, поэтому назвать кого-то старым почти что оскорбительно. Чтобы не употреблять это слово, мы используем эвфемизмы и говорим «пожилой» или «старшего возраста». В индейских племенах к «бабушке» относились с большим почтением. Сегодняшняя же «бабуля» в лучшем случае симпатична. Почему старое считают бесполезным? Потому что в старости акцент смещается с делания на Бытие, а наша потерявшаяся в делании цивилизация ничего не знает о Бытии. Она спрашивает: «Бытие? А что с ним делать?»

У некоторых людей движение расширения и роста, направленное вовне, серьёзно нарушается вроде бы преждевременным началом обратного движения к распаду формы. В некоторых случаях это временное нарушение, в других — постоянное. Мы считаем, что маленький ребёнок не должен сталкиваться со смертью, но некоторым детям приходится пережить смерть одного или обоих родителей от болезни или несчастного случая, а иногда и заглянуть в лицо собственной смерти. Некоторые дети рождаются с отклонениями, которые серьёзно ограничивают естественное расширение их жизни. Или же в жизни ещё относительно молодого человека возникает какое-то сильное ограничение.

Если движение вовне нарушается раньше времени, когда такого «не должно происходить», это также может стать толчком к раннему духовному пробуждению. В конечном счёте не происходит ничего, чему не суждено было быть, то есть ничего, что не было бы частью великого целого и его цели. Так, уничтожение или крушение внешней цели может помочь вам найти свою внутреннюю цель, после чего у вас может появиться более глубокая внешняя цель, согласованная с внутренней. Дети, которые много страдали, вырастая, часто оказываются более зрелыми, чем их сверстники.

То, что теряется на уровне формы, обретается на уровне сути. Для традиционных персонажей древних культур и легенд, таких как «слепой провидец» или «раненый целить», огромная потеря или увечье на уровне формы обычно открывала путь в мир духа. Убедившись на собственном опыте в нестабильности всех форм, вы, скорее всего, больше никогда не будете переоценивать их значимость и терять себя в слепой погоне за формой или привязанности к форме.

В нашей современной культуре только-только начинают признавать распад формы и, в частности, старость как благоприятную возможность. К великому сожалению, большинство людей по-прежнему упускают эту возможность, потому что эго отождествляется с обратным движением не меньше, чем с движением вовне. В результате его оболочка становится ещё твёрже, и происходит скорее сжатие, чем открытие какой-то новой двери. Умалённое эго проводит остаток своих дней, хныча и жалуясь, в плену у страха или злости, жалости к себе, чувства вины, обвинений или других негативных умственно-эмоциональных состояний или стратегий бегства от реальности, таких как привязанность к воспоминаниям, а также к разговорам и мыслям о прошлом.

Когда же эго перестаёт отождествляться с обратным движением, старость или приближающаяся смерть становятся тем, чем они и должны быть, — дверью в мир духа. Я встречал старых людей, которые были живым воплощением этого процесса. Они излучали свет. Их слабеющая форма стала прозрачной для света сознания.

На новой земле старость будет признаваться и высоко цениться всеми как время расцвета сознания. Для тех, кто всё ещё потерян во внешних обстоятельствах своей жизни, это будет временем чуть запоздалого возвращения домой, когда они пробудятся к своей внутренней цели. А для многих других старость будет временем ускорения и кульминации процесса пробуждения.

ПРОБУЖДЕНИЕ И ДВИЖЕНИЕ ВОВНЕ

Естественное расширение, которое происходит в жизни человека одновременно с движением вовне, чаще всего узурпирует эго, используя его для собственного расширения. «Смотри, что *я* могу! Спорим, что *ты* так не можешь!» — говорит один малыш другому, обнаруживая в себе растущую силу и новые физические возможности. Это одна из первых попыток эго усилить себя через отождествление с движением вовне и с помощью концепции «больше, чем ты» — одна из его первых попыток укрепить себя, принижая других. Разумеется, это лишь начало развития многих ложных представлений эго.

Однако по мере углубления процесса осознавания эго перестаёт управлять вашей жизнью. А значит, вам уже не нужно ждать, пока ваш мир сожмётся или рухнет под действием старости или личной трагедии, чтобы пробудиться и осознать свою внутреннюю цель. Поскольку на нашей планете сегодня начинает проявляться новое сознание, всё большему числу людей уже не нужно испытывать потрясения, чтобы пробудиться. Они добровольно открываются процессу пробуждения, даже всё ещё находясь в фазе расширения и роста. Когда эго перестанет узурпировать этот цикл, духовное измерение станет проявляться в этот мир через движение вовне — мысль, речь, действие и созидание — так же мощно, как и через обратное движение — тишину, Бытие и распад формы.

До сих пор человеческий разум, который является всего лишь мельчайшей гранью вселенского разума, искажало эго, используя его в своих целях. Я называю это «разумом на службе безумия». Для расщепления атома нужен мощный разум. Использовать тот же разум для производства и накопления атомных бомб безумно или, по крайней мере, чрезвычайно неразумно. Глупость относительно безвредна, но глупость, вооружённая разумом, крайне опасна. Эта усиленная разумом глупость, которой можно найти бесчисленное множество вопиющих примеров, угрожает нашему выживанию как вида.

Когда наш разум не коверкается эгоической дисфункцией, он полностью сонастраивается с исходящим циклом вселенского разума и его созидательным импульсом. Мы становимся осознанными участниками процесса сотворения формы. Творим не мы — через нас творит вселенский разум. Мы не отождествляемся с тем, что творим, и поэтому не теряем себя в том, что делаем. Мы узнаём, что в акте творения может задействоваться энергия высочайшей интенсивности, но это не «тяжёлая работа» и не то, что вызывает стресс. Нам нужно научиться видеть разницу между интенсивностью и стрессом — и мы её скоро увидим. Борьба и стресс, равно как и наши негативные реакции при столкновении с препятствиями, — это признаки возвращения эго.

Сила, которая движет «хотением» эго, создаёт «врагов», то есть реакцию в виде противодействующей силы равной величины. Чем сильнее эго, тем сильнее в людях чувство разделённости. Не вызывают противодействия лишь те действия, которые направлены на всеобщее благо. Они включают, а не исключают. Они соединяют, а не разделяют. Они не для «моей» страны, а для всего человечества, не для «моей» религии, а для пробуждения осознанности во всех людях, не для «моего» вида, а для всех разумных существ и всей природы.

Мы также учимся тому, что действие является хоть и необходимым, но лишь второстепенным фактором в проявлении нашей внешней реальности. Главным фактором творения является сознание. Как бы мы ни были активны и какие бы ни прилагали усилия, наш мир создаётся нашим состоянием сознания, и если на этом уровне ничего не меняется, то никакое количество действий тут не поможет. Мы просто будем снова и снова воссоздавать видоизменённые версии того же самого мира — мира, который является внешним отражением эго.

СОЗНАНИЕ

Сознание уже обладает осознанностью. Оно непроявленное и вечное. Вселенная же становится осознанной лишь постепенно. Само сознание вневременно, и поэтому не эволюционирует. Оно никогда не рождалось и никогда не умрёт. Когда сознание становится проявленной Вселенной, возникает впечатление, что оно подвержено действию времени и переживает некий эволюционный процесс. Ни один человеческий ум не способен полностью постичь причины этого процесса. Но мы можем уловить в себе его проблеск и стать его осознанным участником.

Сознание — это разум, организующий принцип, лежащий в основе возникновения формы. Миллионы лет сознание готовило формы, чтобы с их помощью выразить себя в проявленном.

Хотя непроявленную область чистого сознания можно считать другим измерением, оно, однако, не отделено от мира форм. Между формой и бесформенным существует глубокая взаимосвязь. Непроявленное втекает в это измерение как осознанность, внутреннее пространство, Присутствие. Как оно это делает? С помощью человеческой формы, которая становится осознающей и тем самым выполняет своё предназначение. Человеческая форма была создана для этой высшей цели, и миллионы других форм подготовили для этого почву.

Сознание воплощается в проявленный мир, то есть становится формой. При этом оно входит в состояние, похожее на сон. Разум остаётся, но сознание перестаёт себя осознавать. Оно теряет себя в форме, отождествляется с формами. Это можно описать как нисхождение божественного в материю. На этой стадии эволюции вселенной всё движение вовне происходит в таком похожем на сон состоянии. Проблески пробуждения случаются лишь в момент распада индивидуальной формы, то есть в момент смерти. А затем начинается следующее воплощение,

следующее отождествление с формой, следующее индивидуальное сновидение, являющееся частью коллективного
сновидения. Когда лев разрывает тело зебры на части, сознание, воплощённое в форме зебры, отделяется от раз-
рушающейся формы и на миг пробуждается к осознанию
своей сути, своей бессмертной природы в качестве сознания — и тут же вновь погружается в сон и воплощается в
другой форме. Когда лев становится старым и больше не
может охотиться, он испускает последний вздох, и тогда
опять случается краткий проблеск пробуждения, сменяю-
щийся ещё одним сновидением формы.

На нашей планете человеческое эго являет собой ко-
нечную стадию вселенского сна, отождествления сознания с формой. Это была необходимая стадия эволюции
сознания.

Человеческий мозг — это высокодифференцированная
форма, через которую сознание входит в наше измерение.
Он содержит около ста миллиардов нервных клеток (называемых нейронами) — примерно столько же, сколько
звёзд в нашей галактике, которую можно рассматривать
как макрокосмический мозг. Мозг не создаёт сознание —
напротив, это сознание создало мозг, самую сложную физическую форму на земле, чтобы выразить себя. Повреж-
дение мозга не означает потерю сознания. Это означает,
что сознание больше не может использовать эту форму
для входа в наше измерение. Вы не можете потерять сознание, потому что, по сути, вы и есть сознание. Потерять
можно только то, что у вас есть, но потерять то, чем вы
являетесь, нельзя.

ПРОБУЖДЁННОЕ ДЕЙСТВИЕ

Пробуждённое действие — это внешний аспект следующей стадии эволюции сознания на нашей планете. Чем ближе мы подходим к концу нынешней стадии эволюции, тем сильнее проявляется дисфункция эго — подобно тому, как гусеница становится совершенно беспомощной перед самым превращением в бабочку. Однако новое сознание зарождается одновременно с распадом старого.

Мы являемся участниками знаменательного события в эволюции человеческого сознания, но о нём не расскажут в выпуске вечерних новостей. На Земле и, возможно, сразу во многих частях нашей галактики и за её пределами сознание пробуждается от сна формы. Это не значит, что все формы (мир) распадутся, хотя многие, несомненно, исчезнут. Это значит, что сознание теперь может начать создавать формы, не теряя себя в них. Оно может продолжать осознавать себя даже в процессе создания формы и ощущения себя формой. А зачем ему продолжать создавать формы и ощущать себя ими? Чтобы получать удовольствие. А как оно это делает? С помощью пробуждённых людей, которые познали смысл *пробуждённого действия*.

Пробуждённое действие — это сонастроенность вашей внешней цели, того, что вы делаете, с вашей внутренней целью — пробуждением и пребыванием в этом состоянии. Через пробуждённое действие вы становитесь едины с той целью вселенной, которая устремлена вовне. Через вас сознание втекает в этот мир. Оно проникает в ваши мысли, делая их вдохновенными. Оно проникает во всё, что вы делаете, направляет ваши действия и наделяет их силой.

Не *что* вы делаете, а *как* вы это делаете, определяет, выполняете ли вы своё предназначение. А как вы делаете то, что делаете, определяется состоянием вашего сознания.

Когда главной целью ваших действий становится само действие, а точнее, поток сознания, втекающий в то, что вы делаете, ваши приоритеты кардинально меняются. Именно этот поток сознания определяет качество любых действий. Можно выразить это иначе: в любой ситуации и во всех ваших действиях ваше состояние сознания является главным фактором, а ситуация и то, что вы делаете, — второстепенным. «Будущий» успех определяется сознанием, которое служит источником действий, и неотделим от него. Это может быть либо реактивная сила эго, либо чуткое внимание пробуждённого сознания. Все по-настоящему успешные действия исходят из этого поля чуткого внимания, а не из обусловленных неосознанных мыслей.

ТРИ МОДАЛЬНОСТИ ПРОБУЖДЁННОГО ДЕЙСТВИЯ

Есть три пути, по которым сознание может проникать в то, что вы делаете, и таким образом приходить через вас в этот мир, — три модальности, с помощью которых вы можете сонастроить свою жизнь с творческой силой

Новая земля

вселенной. Модальность — это несущие энергия и частота, которые входят в ваши действия и соединяют их с пробуждённым сознанием, проявляющимся в этом мире. Если то, что вы делаете, не будет опираться на одну из трёх модальностей, оно будет искажённым и будет исходить от эго. Эти модальности могут меняться в течение дня, хотя на том или ином этапе вашей жизни одна из них может быть преобладающей. Каждая модальность соответствует определённому типу ситуаций.

Модальностями пробуждённого действия являются приятие, удовольствие и энтузиазм. Каждая модальность представляет собой определённую вибрационную частоту сознания. Нужно внимательно следить за тем, чтобы во время любого действия — от самого простого до самого сложного — одна из них всегда «работала». Если вы не находитесь в состоянии приятия, удовольствия или энтузиазма, присмотритесь повнимательней, и вы увидите, что причиняете страдания себе и другим.

ПРИЯТИЕ

Если, делая что-то, вы не можете получать удовольствие, то можете хотя бы принять это как то, что вам сейчас необходимо делать. А что такое приятие? Данная ситуация, данный момент требуют, чтобы я делал именно это, поэтому я охотно это делаю. Мы уже много говорили о важности внутреннего приятия того, что *происходит*, а приятие того,

317

что нужно *делать*, — это просто ещё один аспект того же принципа. К примеру, вы вряд ли получите удовольствие, меняя спущенное колесо машины ночью, неизвестно где, под проливным дождём, и уж, конечно, это не вызовет у вас энтузиазма, однако вы можете внести сюда приятие. Делать что-то в состоянии приятия — значит в то же время чувствовать внутри себя покой. Покой — это тонкая энергетическая вибрация, проникающая в то, что вы делаете. Внешне приятие выглядит пассивным состоянием, но в действительности оно активно и креативно, потому что привносит в мир нечто совершенно новое. Это спокойствие, эта тонкая энергетическая вибрация является сознанием, и одним из способов, которым оно входит в этот мир, служит действие без сопротивления, одна из граней которого — приятие.

Если вы не можете ни получать от какого-то действия удовольствие, ни выполнять его в состоянии приятия — остановитесь. В противном случае вы не берёте на себя ответственность за то единственное, за что вы действительно способны отвечать, и что действительно важно — ваше состояние сознания. А если вы не берёте на себя ответственность за ваше состояние сознания, вы не берёте на себя ответственность за жизнь.

УДОВОЛЬСТВИЕ

Когда вы действительно получаете удовольствие от того, что делаете, покой, сопровождающий действие без сопротивления, превращается в ощущение живости. Удовольствие — это вторая модальность пробуждённого действия. На новой земле движущей силой человеческих действий будет не хотение, а удовольствие. Хотение рождается из заблуждения эго, которое видит вас отдельным фрагментом, отрезанным от силы, лежащей в основе всего сущего. Получая удовольствие, вы подключаетесь к источнику этой вселенской творческой силы.

Когда вы сосредотачиваете свою жизнь в настоящем моменте, а не в прошлом или будущем, ваша способность получать удовольствие от того, что вы делаете, — а вместе с этим и качество вашей жизни — резко возрастает. Радость является динамическим аспектом Бытия. Когда творческая сила вселенной начинает себя осознавать, это проявляется как радость. Не надо ждать, пока в вашей жизни появится что-то «значимое» и вы наконец-то сможете радоваться тому, что делаете. В радости больше смысла, чем только можно себе вообразить. Синдром «ожидания, когда можно будет зажить по-настоящему» — одно из самых распространённых заблуждений неосознанного состояния. Вероятность того, что в вашей жизни произойдёт расширение, а на внешнем плане случатся позитивные перемены, значительно увеличится, если вы сможете с удовольствием делать то, что вы уже делаете, вместо того чтобы ждать каких-то перемен, которые помогут вам начать наслаждаться любым действием. Не спрашивайте у своего ума разрешения радоваться тому, что вы делаете. В ответ вы получите только массу причин, объясняющих, почему это не приносит вам удовольствия. «Не сейчас, —

скажет ум. — Не видишь, я занят? Сейчас нет времени. Может быть, завтра ты сможешь начать наслаждаться...» Это завтра никогда не наступит, если вы не начнёте получать удовольствие от того, что вы делаете сейчас.

Когда вы говорите, что получаете удовольствие от того или иного занятия, то это ошибка восприятия. Создаётся впечатление, что радость рождается от того, что вы делаете, но это не так. Радость рождается не от того, что вы делаете, она вливается в то, что вы делаете, а оттуда — в этот мир, из глубины вашего существа. Ошибка восприятия, заставляющая вас видеть источник радости в том, что вы делаете, вполне обычна и в то же время опасна, поскольку создаёт веру в то, что радость можно из чего-то извлечь — из какого-то действия или вещи. И тогда вы начинаете ждать, что мир даст вам радость и счастье. А он этого сделать не может. Вот почему многие люди живут в постоянном разочаровании. Мир не даёт им то, что, по их мнению, им нужно.

Любое занятие, в котором вы полностью присутствуете, любое дело, которое не служит лишь средством достижения цели, будет доставлять вам удовольствие. На самом деле вы получаете удовольствие не от того, что делаете, а от ощущения глубочайшей внутренней живости, которое наполняет ваше действие. Эта живость едина с вашей подлинной сутью. Это значит, что, получая удовольствие от какого-либо действия, в действительности вы переживаете радость Бытия в её динамическом аспекте. Вот почему всякое действие, которое доставляет вам удовольствие, соединяет вас с силой, лежащей в основе всего сущего.

Ниже описана духовная практика, которая наполнит вашу жизнь творческой силой и привнесёт в неё расширение. Составьте список ежедневных рутинных дел, которые вы часто делаете. Включите в него те дела, которые вы считаете неинтересными, скучными, нудными, раздражающими или вызывающими у вас стресс. Но не включайте ничего, что вызывает у вас ненависть или отвращение. Это тот случай, когда надо либо что-то принять, либо прекратить это делать. В списке могут фигурировать дорога на работу и обратно, покупка продуктов, стирка и всё остальное, что кажется вам нудным или утомительным. Когда же вы потом будете делать что-то из этого списка, каждый раз превращайте это в инструмент внимательности. Полностью присутствуйте в том, что вы делаете, ощущая на заднем плане ваших действий чуткую и живую тишину и неподвижность. Вскоре вы заметите, что, делая что-то в состоянии такой повышенной осознанности, вы перестаёте утомляться, раздражаться или как-то напрягаться, а, наоборот, начинаете получать удовольствие. Вы испытываете удовольствие не от внешних действий, а от внутреннего измерения сознания, которое наполняет ваши действия. Так вы находите радость Бытия в том, что вы делаете. Если вы чувствуете, что вашей жизни мало смысла, что она слишком скучная или напряжённая, то лишь потому, что вы ещё не открылись внутреннему измерению сознания. Стремление делать всё осознанно ещё не стало вашей главной целью.

Новая земля становится реальностью, по мере того как всё больше людей обнаруживают, что главная цель их жизни — привносить в этот мир свет сознания и использовать любые свои действия в качестве его проводника.

Радость Бытия — это радость быть осознанным.

Тогда на место эго приходит пробуждённое сознание и начинает управлять вашей жизнью. И может оказаться, что то, чем вы так долго занимались, начинает естественным образом расширяться и, усиливаемое сознанием, становится чем-то куда большим.

Некоторые из тех, кто своим творчеством обогащает жизнь многих людей, просто делают то, что доставляет им самое большое удовольствие, не стремясь чего-то достичь или кем-то стать. Это могут быть музыканты, художники, писатели, учёные, учителя или строители. Или же те, кто способствует появлению в этом мире новых социальных или деловых структур (просвещённого бизнеса). Иногда в течение нескольких лет их сфера влияния остаётся ограниченной, а затем может случиться так, что внезапно или постепенно волна творческой энергии вливается в то, что они делают, и сфера их деятельности расширяется до масштабов, о которых они не могли и мечтать, и затрагивает бессчётное число других людей. Тогда удовольствие от того, что они делают, подкрепляется интенсивностью, а вместе с ней приходит творческая мощь, позволяющая им достигать того, что обычному человеку не по силам.

Но не позволяйте успеху вскружить вам голову, потому что именно там могут скрываться остатки эго. Вы по-прежнему обычный человек. Исключительно то, что приходит через вас в этот мир. Но в этом вы ничем не отличаетесь от всех других существ — это ваша общая суть.

Персидский поэт и суфийский мастер четырнадцатого века Хафиз выразил эту истину такими прекрасными словами: «Я дырочка флейты, через которую дышит Христос. Слушайте эту музыку»[1].

ЭНТУЗИАЗМ

Есть ещё один путь творческого проявления, который может открыться тем, кто остаётся верным внутренней цели пробуждения. Однажды они вдруг понимают, в чём заключается их внешняя цель. К ним приходит ви́дение, цель, и с этого момента они начинают стремиться к их воплощению. Их цель или видение обычно каким-то образом связаны с тем, что они уже с удовольствием делают в меньшем масштабе. И тут появляется третья модальность пробуждённого сознания: энтузиазм.

Энтузиазм означает, что вы уже получаете истинное удовольствие от того, что делаете, только теперь к нему добавился ещё один элемент: ви́дение или цель, которую вы стремитесь реализовать. Когда к удовольствию от того, что вы делаете, добавляется цель, энергетическое поле или частота вибрации меняется. Теперь удовольствие в какой-то степени дополняет то, что можно назвать структурным напряжением, и таким образом удовольствие превращается в энтузиазм. На пике творческой активности,

---

[1] Hafiz, The Gift (New York: Penguin, Arkana, 1999). Translated by Daniel Ladinsky. (Хафиз. Дар.)

питаемой энтузиазмом, то, что вы делаете, получает заряд огромной интенсивности, силы и энергии. Вы чувствуете себя стрелой, летящей к цели, и наслаждаетесь этим полётом.

Со стороны может показаться, что вы испытываете сильный стресс, но интенсивность энтузиазма не имеет ничего общего со стрессом. Стресс возникает тогда, когда ваше желание достичь цели оказывается сильнее желания делать то, что вы делаете. Тогда равновесие между удовольствием и структурным напряжением теряется, и последнее перевешивает. Наличие стресса обычно является признаком того, что эго вернулось и вы отрезаете себя от творческой энергии вселенной. Вместо неё остаются лишь сила и напряжение эгоического «хотения», и вам приходится добиваться успеха «упорным трудом» и борьбой. Стресс всегда снижает качество и эффективность того, что вы делаете. К тому же между стрессом и негативными эмоциями, такими как тревога и гнев, существует прочная связь. Стресс токсичен для тела, и сегодня в нём начинают видеть одну из главных причин так называемых дегенеративных заболеваний, в том числе рака и болезней сердца.

В отличие от стресса, энтузиазм обладает высокой энергетической частотой и резонирует с творческой силой вселенной. Вот почему Ральф Уолдо Эмерсон сказал: «Без энтузиазма никогда не достигались великие цели»[1]. Слово

---

[1] Emerson, Ralph Waldo, «Circles» in Ralph Waldo Emerson: Selected Essays, Lectures and Poems (New York: Bantam Classics).

(Эмерсон, Ральф Вальдо. Круги / Эмерсон, Ральф Вальдо. Избранные эссе, лекции и стихотворения.)

«энтузиазм» происходит от древнегреческих *en* и *theos,* что значит «в Боге». А родственное слово *enthousiazein* означает «быть одержимым богом». Когда в вас есть энтузиазм, вы обнаруживаете, что вам уже не нужно делать всё самому. Да вы и не можете сделать *сами* что-то поистине значимое. Устойчивый энтузиазм пробуждает волну творческой энергии, и вам остаётся только «плыть на этой волне».

Энтузиазм необычайно усиливает любые ваши действия, и те, у кого нет доступа к этой энергии, будут потрясены «вашими» достижениями и могут приравнивать их к тому, кто вы есть. Но вам известна истина, на которую указывал Иисус, когда говорил: «Я ничего не могу творить Сам от Себя»[1]. В отличие от эгоического «хотения», которое создаёт противодействие, интенсивность которого прямо пропорциональна интенсивности «хотения», энтузиазм никогда ничему не противодействует. Он не создаёт конфронтации. Он не способствует делению всех на победителей и побеждённых. Он основан на включении, а не на исключении других. Ему не нужно использовать людей и манипулировать ими, потому что он — сама сила творения, не нуждающаяся в энергии из вторичных источников. «Хотение» эго всегда стремится что-то у кого-то взять, тогда как энтузиазм отдаёт, черпая в своём собственном изобилии. Встречая препятствия в виде неблагоприятных

---

[1] Евангелие от Иоанна 5:30, 14:10 // New Revised Standard Version. (Евангелие от Иоанна 5:30: Я ничего не могу творить Сам от Себя. Как слышу, так и сужу, и суд мой праведен; ибо не ищу Моей воли, но воли пославшего Меня Отца //Библия. Книги Священного Писания Ветхого и Нового Завета. Издание Московской Патриархии. Москва, 1990.)

ситуаций или людей, которые закрыты для сотрудничества, он их никогда не атакует, а просто обходит или же своей уступчивостью и гибкостью превращает противодействующую энергию во вспомогательную и делает из врага друга.

Энтузиазм и эго не могут сосуществовать. Там, где есть энтузиазм, нет эго, и наоборот. Энтузиазм знает, куда идёт, и в то же время находится в глубоком единстве с настоящим моментом, источником своей живости, радости и силы. Энтузиазм ничего не «хочет», потому что у него всё есть. Он един с жизнью, и какой бы динамичной ни была вдохновлённая энтузиазмом деятельность, вы не теряете себя в ней. В центре колеса всегда остаётся неподвижное, но необычайно живое пространство — точка покоя в центре активности — источник всего, который остаётся ничем не затронутым.

Через энтузиазм вы входите в полную сонастроенность с творческим принципом расширения вселенной, но не отождествляетесь с его творениями, то есть не задействуете эго. Где нет отождествления, там нет и привязанности — одного из главных источников страдания. Когда волна творческой энергии проходит, структурное напряжение снова уменьшается, но радость в том, что вы делаете, остаётся. Никто не может постоянно пребывать в энтузиазме. Позже может прийти новая волна творческой энергии и вызвать новую вспышку энтузиазма.

Когда начинается обратное движение к распаду формы, энтузиазм перестаёт служить какой-то цели. Он принадлежит жизненному циклу расширения. Сонастроиться с обратным движением — с возвращением домой — можно только через несопротивление.

Подведём итоги: удовольствие от того, что вы делаете, в сочетании с целью или видением, к осуществлению которых вы стремитесь, становится энтузиазмом. Даже если у вас есть цель, то, что вы делаете в настоящий момент, должно оставаться в центре вашего внимания, иначе вы перестанете резонировать с целью вселенной. Убедитесь, что ваше ви́дение или цель — это не раздутый образ самого себя, то есть не скрытая форма эго, которой будет, например, желание стать кинозвездой, знаменитым писателем или богатым бизнесменом. Убедитесь также, что ваша цель — это не стремление что-то *иметь*, например, виллу на берегу моря, собственную компанию или десять миллионов долларов в банке. Раздутый образ себя или образ себя как человека, *имеющего* те или иные вещи, — всё это статичные цели, которые не придадут вам сил. Убедитесь, что ваши цели динамичны, то есть устремлены на то, чем вы *занимаетесь*, и что соединяет вас с другими людьми, а также с целым. Вместо того чтобы представлять себя знаменитым актёром, писателем и так далее, постарайтесь увидеть, как вы вдохновляете своей работой бесчисленное множество людей и обогащаете их жизнь. Почувствуйте, как ваша деятельность обогащает и углубляет не только вашу жизнь, но и жизнь бессчётного числа людей. Почувствуйте, что вы — канал, по которому энергия непроявленного Источника всей жизни втекает в этот мир на благо всем.

Всё это означает, что на уровне ума и чувства ваша цель или ваше видение уже стали вашей внутренней реальностью. Энтузиазм — это сила, которая переносит умственные чертежи в физическое измерение. Это творческое использование ума, и поэтому в нём нет никакого хотения. Вы не можете проявить то, чего вы хотите; вы можете проявить лишь то, что вы уже имеете. Вы можете добиться желаемого ценой тяжёлого труда и перенапряжения, но это не путь новой земли. Иисус дал нам ключ к творческому использованию ума и к осознанному проявлению формы в следующих словах: «Всё, что вы просите в молитве, верьте, что уже получили, и будет оно вашим»[1].

ХРАНИТЕЛИ ЧАСТОТЫ

Движение вовне, в сторону формы, проявляется во всех людях с разной интенсивностью. Некоторые чувствуют сильное побуждение строить, создавать, участвовать, добиваться и влиять на окружающий мир. Если они действуют неосознанно, то, конечно, ими овладеет эго, которое будет использовать энергию цикла расширения в собственных целях. Но это сильно уменьшает приток доступ-

---

[1] Евангелие от Марка 11:24 // Revised Standard Version.

(Евангелие от Марка 11:24: Поэтому говорю вам: всё, чего ни будете просить в молитве, верьте, что получите, – и будет вам. // Библия. Книги Священного Писания Ветхого и Нового Завета. Издание Московской Патриархии. Москва, 1990.)

О чём бы вы ни молились и чего бы ни просили, верьте, что вы уже получили, – и так и будет. (Радостная весть: Новый Завет в переводе с древнегреческого. Российское Библейское общество. М., 2007.)

ной им творческой энергии, и, чтобы обрести желаемое, им приходится всё больше полагаться на усилия. Если они действуют осознанно, то те, в ком движение расширения активно, будут подходить ко всему очень творчески. Другие же, после того как естественное расширение, связанное с взрослением, закончилось, живут внешне ничем не примечательной, относительно небогатой событиями и, казалось бы, более пассивной жизнью.

Эти люди от природы больше склонны смотреть внутрь, и для них движение вовне, в сторону формы, минимально. Им скорее хочется вернуться домой, чем выйти из дома. Они не жаждут активно участвовать в делах мира и не хотят его изменять. Если у них и есть какие-то амбиции, они не идут дальше желания найти себе занятие, обеспечивающее определённую степень независимости. Некоторые из них с трудом приспосабливаются к жизни в этом мире. Другим везёт больше, и им удаётся найти безопасную нишу, где они могут жить относительно спокойной жизнью, работу со стабильным доходом или же создать небольшое собственное дело. Некоторые могут почувствовать, что их привлекает жизнь в духовной общине или монастыре. Другие становятся маргиналами и живут на периферии общества, с которым, как они чувствуют, у них мало общего. Кое-кто подсаживается на наркотики, поскольку жизнь в этом мире причиняет им слишком много боли. Другие, в конце концов, становятся целителями или духовными учителями, то есть учителями Бытия.

В прежние времена их, возможно, назвали бы созерцателями. В современной же цивилизации для них, похоже, нет места. Но на зарождающейся новой земле они будут играть такую же жизненно важную роль, как и те, кто делает, творит и реформирует. Их функция в том, чтобы удерживать на этой планете частоту нового сознания. Я называю их хранителями частоты. Они здесь для того, чтобы генерировать сознание с помощью повседневных дел, своих взаимодействий с окружающими, а также просто самим фактом своего существования.

Они наделяют глубоким смыслом то, что кажется незначительным. Их задача — привносить в этот мир просторную тишину через абсолютное присутствие во всём, что они делают. Всё, даже самые незначительные дела, делается ими осознанно и поэтому качественно. Их цель — превращать любое дело в священнодействие. А поскольку каждое человеческое существо является неотъемлемой частью коллективного человеческого сознания, их влияние на мир оказывается намного глубже, чем это может показаться, если смотреть на видимую часть их жизни.

НОВАЯ ЗЕМЛЯ — ЭТО НЕ УТОПИЯ

Не является ли идея новой земли ещё одной утопической мечтой? Вовсе нет. У всех утопических мечтаний есть нечто общее: умственная картина будущего, когда всё будет хорошо, все будут спасены, наступят мир и гармония и у нас больше не будет проблем. Таких утопических мечтаний было уже много. Некоторые обернулись разочарованием, другие — катастрофой.

В основе утопических мечтаний лежит одна из главных структурных дисфункций старого сознания: поиски спасения в будущем. Но будущее может существовать лишь в одном виде — как мыслеформа в вашем уме, а потому, ища спасения в будущем, вы неосознанно ищете спасение в собственном уме. Вы находитесь в плену у формы, а это и есть эго.

«И увидел я новое небо и новую землю...»[1] — пишет библейский пророк. Основа новой земли — это новое небо, пробуждённое сознание. Земля — внешняя реальность — представляет собой лишь его внешнее отражение. Рождение нового неба, а значит, и новой земли — это не будущие события, которые сделают нас свободными. Ничто *в будущем* не сделает нас свободными, потому что освободить нас может только настоящий момент. Осознание этого есть пробуждение. Пробуждение как будущее событие не имеет смысла, потому что пробуждение — это осознание Присутствия. Поэтому новое небо — пробуждённое сознание — это не будущее состояние, которого нужно достичь. Новое небо и новая земля рождаются в вас в этот самый момент, и если они не рождаются в этот момент, то это всего лишь мысли у вас в голове, и, значит, они не рождаются вовсе. Что сказал Иисус своим ученикам? «Царствие Божие внутри вас есть»[2].

---

[1] Откровение 21:1.
[2] Евангелие от Луки 17:21.

В Нагорной проповеди Иисус делает предсказание, которое до сих пор поняли лишь немногие. Он говорит: «Блаженны кроткие, ибо они наследуют землю»[1]. В современных версиях Библии слово «meek» — «кроткие» переводится как «humble» — «смиренные». Кто же такие кроткие или смиренные и что значит: они наследуют землю?

У кротких нет эго. Это те, кто пробудился и осознал, что их глубинная истинная природа — это сознание, кто осознал эту природу во всех «других», во всех формах жизни. Они живут в состоянии несопротивления и поэтому чувствуют своё единство с целым и с Источником. Они воплощают пробуждённое сознание, изменяющее все аспекты жизни на нашей планете, включая природу, потому что жизнь на земле неотделима от человеческого сознания, которое воспринимает её и взаимодействует с ней. Вот в каком смысле кроткие наследуют землю.

На планете появляется новый вид. Он появляется прямо сейчас — и это вы сами!

---

[1] Евангелие от Матфея 5:5.

Научно-популярное издание

Толле Экхарт

НОВАЯ ЗЕМЛЯ
Пробуждение к своей жизненной цели

Редактор *В. В. Яковлева*
Выпускающий редактор *Е. А. Крылова*
Фотография на обложке: *DesignPics / Russian Look*
Художественное оформление: *И. Е. Гиммельфарб*
Компьютерная верстка: *Е. К. Ниверт*
Корректор *И. Б. Москаленко*
Изготовление макета: *Е. К. Ниверт*

Подписано в печать 01.11.2012 г.
Формат 60x90/16. Гарнитура «NewBaskervilleC».
Печ. л. 21,0. Тираж 3000 экз.
Заказ № 8390

Адрес электронной почты: info@ripol.ru
Сайт в Интернете: www.ripol.ru

ООО Группа Компаний «РИПОЛ классик»
109147, г. Москва, ул. Большая Андроньевская, д. 23

Отпечатано с готовых файлов заказчика
в ОАО «Первая Образцовая типография»,
филиал «УЛЬЯНОВСКИЙ ДОМ ПЕЧАТИ»
432980, г. Ульяновск, ул. Гончарова, 14

«**Новая Земля**» Экхарта Толле по праву возглавляет список лучших книг, направленных на духовный рост и развитие личности.

Опра Уинфри, ведущая популярного ток-шоу

Будучи верующим христианином, я разделяю мнение о том, что нам сегодня жизненно необходима новая духовность.

Барак Обама, президент США

Читайте эти и другие отзывы о книге на сайте Экхарта Толле

www.tolle.ru

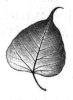

Там же:
- обращение Экхарта Толле к русским читателям,
- статьи и интервью с автором,
- главы из книги «Новая земля» и их обсуждение на форуме,
- DVD-фильмы с Экхартом Толле, дублированные на русский язык,
- информация о новых книгах Толле,
- рекомендуемая литература по данной тематике,
- фоторепортажи с «Новой земли»,
- «осознанное кино»,
- ... и ваше живое присутствие.

Будьте тихи и неподвижны.
Смотрите. Слушайте. Присутствуйте.